BAJA DE PESO EXITOSAMENTE CON

LA MANGA GÁSTRICA

Dr. Guillermo Álvarez

ISBN: 978-0-9894663-9-4

www.endobariatric.mx

Impreso y empacado en Estados Unidos

Publicado por Servicios Editoriales / Editorial Balam
(www.servicioseditoriales.net), México, 2017

Dedicatoria

A mis padres, por la educación
que me dieron y su apoyo a lo largo
de mi vida; a mi equipo, por ayudarme
cada día a cambiar la vida de la gente
de tantas maneras distintas, y a mis pacientes,
por su enorme apoyo, educación
y pasión compartida por
la cirugía bariátrica.

Sobre este libro

Este libro te ayudará a comprender a profundidad el procedimiento de la manga gástrica o gastrectomía en manga. Será tu guía para las semanas y meses que vienen. Contiene mucha información importante, por lo que te pedimos que leas todo cuidadosamente. Aquí encontrarás las respuestas a todas tus preguntas.

Recuerda que es sólo una guía y que pueden variar los tiempos de paciente a paciente.

Te estamos dando las herramientas básicas para tener tanto éxito como sea posible. El resto depende de ti. Seguir estos lineamientos será la clave para tu bienestar. Si tienes alguna duda, te recomendamos que te pongas en contacto con tu médico o conmigo, mediante mi página web www.endobariatric.com.

Te sugiero que te unas a un grupo de apoyo tradicional o en línea. La gran cantidad de personas que ya ha pasado por este procedimiento coinciden en que no sentirse solo ayuda mucho. Hay varias comunidades de manga gástrica en línea, en las que podrás conocer gente y compartir tus experiencias.

Puedes seguirme en Twitter (@endobariatric) o en (**www.facebook.com/endobariatricMex**), mi página de seguidores de Facebook, donde encontrarás información actualizada sobre el mundo de la cirugía para bajar de peso, específicamente la manga gástrica.

¡Mucha suerte!

Dr. Guillermo Álvarez

Aviso

Esta guía tiene el objetivo de que te familiarices con la manga gástrica o gastrectomía en manga. Cualquier información aquí contenida tiene una naturaleza educativa. No busca dar implícita o explícitamente un cuidado médico ni crear una relación médico-paciente; tampoco sustituir ningún consejo, diagnóstico, tratamiento o la atención de tu médico, y sólo con su ayuda podrás considerar el procedimiento como una opción para ti.

Tabla de contenido

Capítulo 1

¿Qué es la obesidad?

La obesidad fue definida por la Asociación Americana de Obesidad como el exceso de acumulación de tejido adiposo al grado de afectar la salud.

En el adulto, la obesidad se determina con base en el peso y la altura, de ahí se calcula el índice de masa corporal (IMC). Este número es común para la mayoría de la gente porque correlaciona con la cantidad de grasa que se tiene en el cuerpo, y ésta con el riesgo de enfermedades y muerte. Es válido tanto para hombres como para mujeres. Se trata de un indicador muy seguro para categorizar el peso y saber si éste puede llevar a problemas de salud. Hoy es posible encontrar varias calculadoras en línea que ayudan a determinar el IMC. Son bastante confiables los sitios oficiales, como el Centro para el Control y la Prevención de Enfermedades (www.cdc.gov) o el Instituto Nacional del Corazón, los Pulmones y la Sangre, del

Departamento de Salud y Servicios Humanos de Estados Unidos (www.nhlbi.nih.gov).

Clasificación internacional para un adulto bajo de peso, con sobrepeso y obesidad, de acuerdo con su IMC

	Clasificación de obesidad	Rango de IMC
Bajo peso		< 18.5
Normal		18.5-24.9
Sobrepeso		24.9-29.9
Obesidad	I	30-34.9
Obesidad severa	II	35-39.0
Obesidad mórbida	III	> 40

Fuente: Adaptado de la Organización Mundial de la Salud (OMS), 1995, 2000 y 2004.

La obesidad ha captado nuestra atención por el creciente y severo problema epidemiológico en que se ha convertido y que debemos afrontar. La globalización, el estilo de vida, el sedentarismo y otros factores han llegado al grado de ser uno de los mayores problemas de salud que han contribuido a desarrollar esta epidemia. No es exclusivo de Estados Unidos, sino mundial. El Centro de Control de Enfermedades (CDC, por sus siglas en inglés), de Atlanta, ha descrito a la sociedad moderna como "obesogénica", debido a la tendencia a la obesidad por el consumo de alimentos no nutritivos, las cantidades ingeridas y la falta de actividad física. La Organización Mundial de la Salud (OMS, por sus siglas en inglés) la ha llamado "globesidad". El riesgo más bajo de mortalidad corresponde a personas que tienen un índice de masa corporal de entre 20 y 25. Conforme es más alto, mayor es el riesgo. En mujeres, un índice por encima de 32 implica el doble del riesgo de mortalidad. En Estados Unidos se registran entre 111,909 y 365,000 muertes anuales relacionadas con la obesidad y, en Europa, cerca de 1 millón se deben al sobrepeso. En promedio, la obesidad reduce la expectativa de vida entre 6 y 7 años. Para una persona con un IMC de entre 30-35, esta reducción sería de 2-4 años, mientras que en aquella que acusa obesidad mórbida (IMC >40), se incrementa aproximadamente 10 años.

Capítulo 2

Opciones de tratamiento para perder peso

Tratamientos y opciones no quirúrgicas

Ejercicio y dieta

Esta opción es la más común para el tratamiento de la obesidad. La idea es limitar la ingesta calórica e incrementar la actividad física. Desafortunadamente, se ha probado que no es así para quienes sufren de obesidad mórbida. En estos pacientes en particular, la dieta y el ejercicio les funciona mientras se mantengan realizándolos. Una vez que los abandonan, el peso usualmente regresa, a menudo incluso con kilos extra.

Farmacoterapia

Los medicamentos también desempeñan un papel en el tratamiento de la obesidad. Usualmente, sólo están indicados para los casos de pacientes con un IMC de 30 o 27, si éste representa un riesgo de que sufran cualquier enfermedad relacionada con la obesidad (p. ej., hipertensión o diabetes). Se sabe, sin embargo, que tienen efectos secundarios, como aumento de la presión arterial, taquicardia (elevación del ritmo cardiaco), reducción de la absorción de vitaminas solubles en grasa y otros nutrientes. La Asociación de Medicamentos y Alimentos (FDA, por sus siglas en inglés) ha aprobado algunos para uso a largo plazo, pero funcionan únicamente mientras sean tomados. Como en el anterior, con este método el peso suele regresar cuando terminan o interrumpen el tratamiento, además de que no todos los pacientes responden a él.

Cientos de medicamentos de este tipo caen dentro de la categoría de los que se pueden adquirir sin receta. En casi todos los casos no se ha probado que sean seguros o efectivos; tampoco están sujetos a los mismos estándares, e incluso algunos pueden poner en peligro la salud. Debido a estas condiciones, los pacientes buscarán un camino más confiable para solucionar su problema de obesidad. La cirugía puede ser una opción.

Opciones quirúrgicas para perder peso

La cirugía bariátrica data de los años cincuenta. También se le conoce como cirugía para bajar de peso o cirugía de obesidad, y es mundialmente aceptada como un tratamiento efectivo para eliminar la obesidad severa. Como se ha dicho y discutiremos más delante, hay otras opciones para bajar de peso, como las dietas bajas en calorías y el ejercicio, pero éstas han probado fallar o tener éxito limitado a largo plazo en pacientes con obesidad mórbida.

La cirugía es actualmente el método más estudiado y exitoso para que estos pacientes se mantengan en su peso. También se ha encontrado que se mejoran o corrigen otros problemas de salud relacionados, como la diabetes tipo 2, la hipertensión arterial, la apnea obstructiva del sueño, entre otras condiciones. La cirugía bariátrica puede ofrecerle al paciente una mejor calidad de vida e incrementa las posibilidades de tener igualmente una mayor esperanza de vida.

Las cirugías de obesidad se dividen en tres categorías: primero tenemos las restrictivas, que son procedimientos que limitan la ingesta en cada comida. En la segunda categoría tenemos las que provocan mala absorción, que redireccionan la comida en el tracto digestivo de manera que el cuerpo sólo absorba una fracción de los nutrientes. La tercera categoría es una combinación de las dos primeras. En el siguiente apartado explicaré los procedimientos más comunes de las tres categorías.

Gastroplastía vertical

Este procedimiento restrictivo raramente se practica en estos días debido a la baja pérdida de peso y al alto porcentaje de complicaciones a largo plazo en comparación con otros procedimientos. Consiste en crear una pequeña cavidad en la parte baja de la curvatura del estómago, utilizando una engrapadora. La salida de esta cavidad se restringe con una banda prostética, un anillo o una malla. Es una cirugía puramente restrictiva.

Fue una cirugía muy popular en los ochenta y los noventa debido a su relativa sencillez y bajo porcentaje de complicaciones.

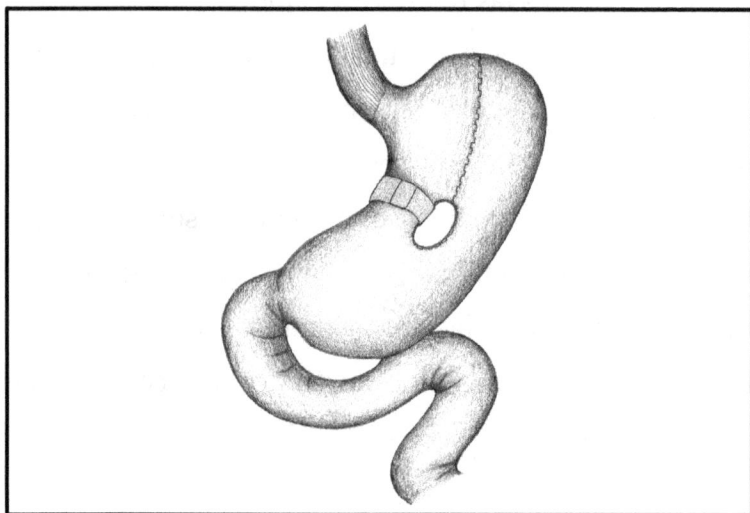

Aunque los resultados de este procedimiento parecían prometedores en el corto plazo, no lo fueron en el largo plazo y terminaron asociándose con complicaciones, así que fue prácticamente olvidado.

Banda gástrica ajustable laparoscópica

La banda gástrica ajustable es un procedimiento laparoscópico (por su mínima invasión) restrictivo, que los fabricantes llaman "reversible". No estoy de acuerdo con este término. La cirugía no es reversible porque los cambios ocasionados (cicatriz, daño al estómago) no lo son. En todo caso, el término más adecuado sería "removible". Efectivamente lo es, pero no se revierten en algunos casos los cambios ocasionados, y lamentablemente un paciente al que se le retira una banda gástrica no podrá someterse a ningún otro método quirúrgico para bajar de peso. Debido a su rápida recuperación, la cirugía se toma como un procedimiento ambulatorio o de una noche de internamiento. Resultó muy atractiva para la FDA cuando lo aprobó en 2001 por su mínima invasión, reversibilidad y ajustabilidad, pero debido a los resultados (pérdida de peso a largo plazo), costo de los ajustes (mantenimiento) y calidad de vida (vómito, reflujo gastroesofágico, restricción para ingerir ciertos alimentos, como pan, carne, etc.), su popularidad ha ido disminuyendo. Las dos bandas aprobadas por la FDA en Estados Unidos son la LAP-BAND®, de Allergan (Irvine, California) y la REALIZE®, de Ethicon Endosurgery® (Cincinnati, Ohio). Ambas están hechas de silicona y tienen un aro inflable en la parte interior, que puede llenarse con solución salina para limitar la cantidad de comida que el paciente puede ingerir a la vez. Los ajustes se inician aproximadamente en la semana 4-6, y después en intervalos de 2-3 meses. El ajuste es un procedimiento

ambulatorio que se puede llevar a cabo en el
consultorio, con o sin la ayuda de rayos X o la máquina
de fluoroscopía. Este método ha ido cayendo en desuso
y sigue perdiendo popularidad debido a la baja pérdida
de peso, la dificultad para mantener el peso perdido y
la muy pobre calidad de vida.

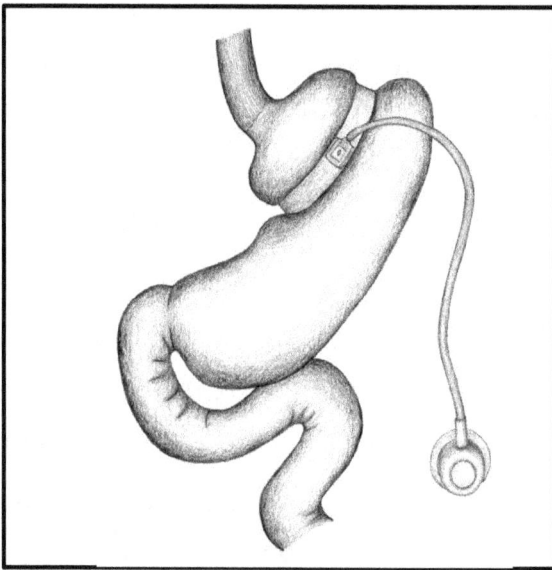

Plicatura gástrica

La plicatura gástrica es otro procedimiento bariátrico
restrictivo relativamente nuevo. El término plicatura se
refiere a la forma redondeada del estómago luego de
ser doblado en capas. Los resultados a corto plazo
(6 meses), en cuanto a la pérdida de peso, han probado
ser alentadores; sin embargo, a largo plazo no han sido
los esperados, ya que los pacientes no pueden

mantener el peso perdido, y éste resulta poco en relación con sus necesidades. Al principio se pensaba que el procedimiento era seguro y brindaba un futuro prometedor (se eliminaba el riesgo de fuga gástrica porque no involucraba incisiones o grapas), pero el tiempo ha demostrado lo contrario. La primera parte es muy similar a la de la manga gástrica: la curvatura mayor del estómago se separa de los vasos sanguíneos y el epiplón mayor (estructura de tejido graso que cae sobre los intestinos, como si fuera un mandil). Después se introduce un tubo de calibración por la boca para comenzar los dobleces del estómago. Se hace la primera capa de suturas no absorbibles, y después de ésta otras dos, mientras que se le va dando la forma de la plicatura. La mayor desventaja del procedimiento es que no hay estudios a largo plazo; además, es cuestionable que pueda ser reversible o sustituido por otro procedimiento, ya que una vez que cicatriza el estómago, desdoblarlo sería muy complicado. Por lo que se refiere a la posibilidad de realizar posteriormente algún otro método quirúrgico, así sea efectivo, ésta es casi nula debido a los cambios o daños ocasionados al realizar la cirugía. Actualmente no es un método aprobado por la Asociación Americana de Cirugía de Obesidad y Problemas Metabólicos (ASMBS, por sus siglas en inglés).

Bypass gástrico en Y de Roux

El bypass gástrico es un procedimiento que busca tanto la restricción como la mala absorción. En otras palabras, por un lado está diseñado para limitar la cantidad de comida que se puede ingerir, porque reduce el tamaño del estómago y, por otro lado, se reacomodan los intestinos intencionalmente para provocar que no absorban todos los nutrientes/ calorías. Actualmente, se realiza por laparoscopía (mínima invasión), mediante pequeñas incisiones, lo cual le da al paciente el beneficio de recuperarse rápido. La versión tradicional con cirugía abierta todavía se lleva a cabo, pero se reserva principalmente para casos difíciles; por ejemplo, un paciente con un procedimiento de obesidad previo, un IMC muy alto o un cirujano que no se siente cómodo con la técnica

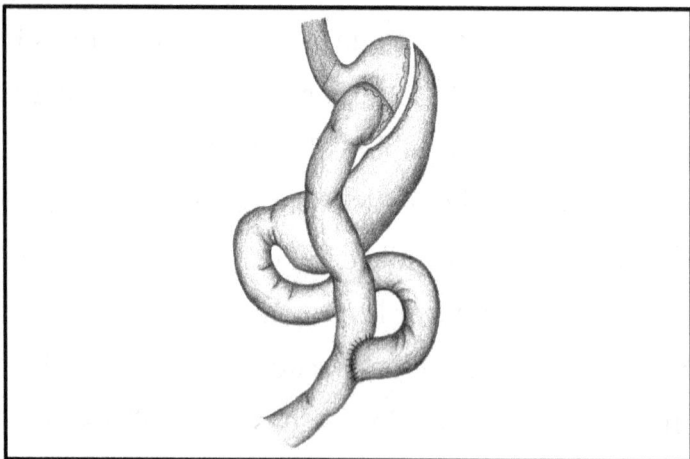

laparoscópica. La cirugía se lleva usualmente entre 2 y 4 horas. Es considerada relativamente segura y eficiente, pero tiene algunas desventajas, como deficiencia vitamínica y de hierro, úlceras en el estómago, hernias internas del intestino o recuperación del peso perdido, entre otras que se verán más delante.

Derivación biliopancreática y switch duodenal

La derivación biliopancreática (DBP) fue creada por el profesor Nicola Scopinaro a finales de la década de los setenta. Es un procedimiento drástico de mala absorción que se realiza redirigiendo los intestinos, pero también tiene un componente restrictivo que se logra al cortar parte del estómago (gastrectomía subtotal). El nuevo estómago tendrá una capacidad de 295-440 ml. En comparación con todos los procedimientos mencionados, éste es sumamente complejo y requiere la técnica más complicada. El switch duodenal es una modificación del DBP, pero en vez de realizarse una gastrectomía subtotal, se hace una manga gástrica con mayor restricción.

Hay otras diferencias entre estos procedimientos, pero no son parte del objetivo de este libro.

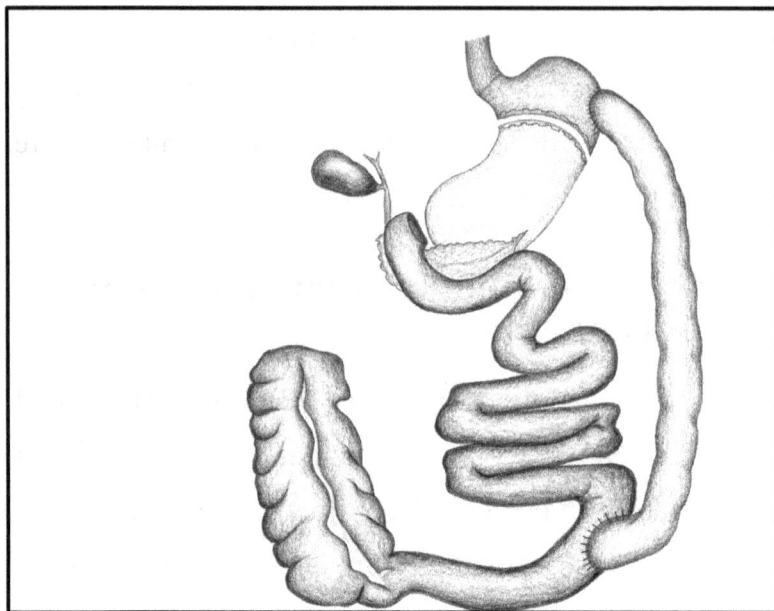

Manga gástrica o gastrectomía en manga

La manga gástrica es un procedimiento restrictivo que se ha ido popularizando porque limita la cantidad de alimento que el paciente puede ingerir y ayuda a sentirse satisfecho antes que cualquier otro. Originalmente se creó como parte del switch duodenal, que también se conoce como derivación; después se comenzó a realizar como procedimiento para pacientes con categoría de superobesidad con alto riesgo. Los resultados son similares a los del bypass gástrico que menciono más adelante, y también tiene efecto antidiabético, pues mejora la condición de estos pacientes e incluso baja las cifras de glucosa hasta un estatus normal sin medicamentos o insulina. La cirugía se realiza por medio de pequeñas incisiones (laparoscopía), y, en manos expertas, la recuperación es rápida, con alta en el primer o segundo día, dependiendo de la preferencia del cirujano. En nuestra práctica, las cirugías se llevan un promedio de 25 minutos. Aparte del reducido tiempo, es una cirugía segura y con increíbles resultados. Hablaremos más sobre ella en las siguientes secciones.

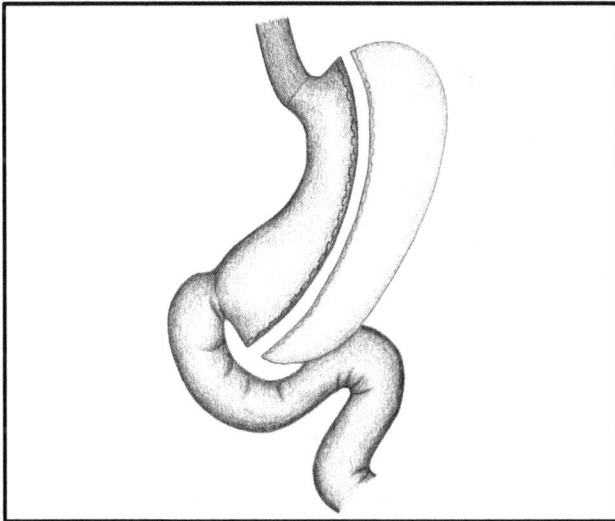

Capítulo 3

Manga gástrica: ¿De qué trata el procedimiento?

La manga gástrica es un procedimiento restrictivo laparoscópico, como ya se dijo, en el cual es retirado un porcentaje del estómago. Dependiendo del cirujano, esta resección puede ser de 60-80%. Es importante mencionar que en este método no se modifican ni la entrada ni la salida del estómago, por lo que el paciente mantiene la anatomía y las funciones que tenía antes de entrar al quirófano.

La parte de estómago remanente es la encargada de realizar todas las funciones (digestivas, de secreción de ácidos, etc.), de manera perfecta, por el resto de la vida del paciente. Este procedimiento restrictivo que limita la cantidad de comida que se puede ingerir no involucra la alteración (redirección) de los intestinos, como en el bypass gástrico; por tanto, es muy raro que el paciente tenga problemas de deficiencia vitamínica, ya que se digieren los alimentos y los intestinos absorben 100% de los nutrientes. Es también una cirugía más sencilla y con menor riesgo de complicaciones. En manos expertas, la duración del procedimiento es de 25 minutos, en promedio, lo cual permite que el paciente permanezca menos tiempo en el quirófano, bajo el efecto de la anestesia, lo cual a su vez se traduce en menos riesgo de una complicación. La diferencia entre éste y los demás procedimientos se verá más delante.

La manga gástrica también se conoce como:

- Gastrectomía vertical en manga
- Gastrectomía en manga
- Gastrectomía vertical
- Gastroplastía vertical
- Gastrectomía de la gran curvatura
- Gastrectomía parietal
- Reducción gástrica
- Gastrectomía longitudinal

Historia de la manga gástrica

Se mencionó por primera vez este procedimiento en un grupo de cirujanos de Leeds, Inglaterra, en 1995. En realidad, es una evolución del Magenstrasse y Mill (M&M), otro procedimiento restrictivo iniciado en 1987, aunque el concepto es similar. *Magenstrasse* se refiere a la forma de canal o calle angosta y larga que adquiere el estómago; *Mill* es la digestión del bolo alimenticio que se crea en el área antes de que pase al intestino. El procedimiento conllevaba problemas gastrointestinales: síndrome de "dumping" (el alimento pasa al intestino delgado de manera muy rápida y la comida está básicamente aún sin digerir), diarrea, nausea y vómito, hasta que fue abandonado como opción para bajar de peso. La primera manga gástrica fue hecha en 2000 mediante laparoscopía por el Dr. Michel Gagner, en el hospital Monte Sinaí de Nueva York. El cirujano propuso que fuera el primer paso de un switch duodenal de dos etapas en un grupo de pacientes de alto riesgo. En 2003, también fue practicada como la primera de las dos etapas de un bypass en Y de Roux. Desde entonces, la manga gástrica de una sola etapa ha ganado popularidad y aceptación entre los cirujanos de todo el mundo, debido a sus resultados y beneficios, como el bajo

porcentaje de complicaciones, el poco o nulo
mantenimiento que requiere, la posibilidad de
conservar la anatomía gastroesofágica y de la parte
baja del estómago, incluyendo el píloro, lo que permite
un vaciamiento gástrico adecuado. Es también muy
valorada por no provocar mala absorción; así, los
intestinos se quedan intactos y las vitaminas y
minerales son absorbidos en el tracto gastrointestinal
de manera natural. Actualmente, es la cirugía para
bajar de peso más conocida en Estados Unidos, debido
a las ventajas mencionadas en comparación con otras.

¿Cómo funciona?

Una resección del estómago como procedimiento
restrictivo significa que el paciente puede ingerir
pequeñas porciones de comida. El resto de las calorías
que el cuerpo necesita se tomarán de la grasa
acumulada. El resultado es una pérdida de peso
importante y sostenida. En una escala del 1 al 10, en la
que 10 es la cantidad de comida para quien no se haya
sometido a un procedimiento de obesidad, el paciente
de la manga gástrica (dependiendo de la técnica del
cirujano) se ubicaría en la posición 3; es decir, en una
tercera parte aproximadamente de la ingesta anterior.

El procedimiento tiene, además, un factor relacionado con las hormonas gástricas. La grelina es un aminoácido secretado en el estómago. Entre más grelina produzca un paciente, más hambre tiene. La parte de estómago que se retira en la manga gástrica es la que produce la mayor cantidad de grelina. De esta manera, después de que se realiza la cirugía, la mayoría de los pacientes experimentan una disminución drástica del apetito. La menor producción de grelina ocurre desde las 24 horas posteriores a la cirugía. Por lo anterior, la manga gástrica es considerada por algunos como un procedimiento mixto: hay restricción y cambio endocrinológico.

¿Cómo se realiza la cirugía?

Todos los procedimientos para bajar de peso con laparoscopía requieren anestesia general. Esto permite la relajación máxima de los músculos, para que el cirujano tenga un mayor espacio para trabajar en el abdomen y, por tanto, una mejor exposición de la anatomía del paciente. Con laparoscopía nos estamos refiriendo a una cirugía mínimamente invasiva que se hace mediante pequeñas incisiones, en comparación con la cirugía tradicional que involucra grandes incisiones que cortan todas las capas de la pared abdominal. Tiene ventajas como menor sensación de dolor, recuperación más rápida, y es más estética. Una vez que la cámara y el resto de los instrumentos están dentro de la cavidad abdominal, se usa un dispositivo especial (los más populares son el Ligasure™, de Covidien™ y el bisturí HARMONIC®, de Ethicon Endosurgery), que funciona con corriente eléctrica transformada en calor que cauteriza los vasos para prevenir sangrado donde el cirujano está trabajando. De esta manera se moviliza y libera la gran curvatura del estómago. El siguiente paso es introducir un tubo de calibración o *bougie*, que servirá de guía para darle forma al nuevo estómago al cortar y engrapar. El *bougie* puede ser de diferente tamaño; éste se expresa en Fr, unidad de la escala francesa. Entre más grande sea, mayor será el tamaño de la manga o nuevo estómago. Como ya se mencionó, las primeras mangas eran la etapa inicial del switch duodenal o del bypass gástrico. Se usaban *bougies* muy grandes (60 Fr), con lo que se lograba una pérdida de peso temporal que posteriormente era complementada con una segunda cirugía (o etapa), llamada switch duodenal. Con el tiempo, los cirujanos comenzaron a utilizar tubos más pequeños y a tener mejores resultados como cirugía de una sola etapa. El rango de tamaño de los *bougies* más empleados iba de 32 a 40 Fr. Se ha probado que estos tubos de calibración funcionan aceptablemente no sólo para la óptima pérdida de peso sino para evitar complicaciones a largo plazo, como estenosis o constricción, y otro procedimiento para seguir bajando de peso.

El cirujano introduce el *bougie* por la boca del paciente y lo dirige hacia la curvatura menor del estómago. Una vez teniendo el tamaño y el patrón que lo guiará para darle forma al nuevo estómago, se vale de un instrumento desechable para engrapar y cortar, también llamado Endo-GIA. Hay principalmente dos compañías que desarrollan esta tecnología: Covidien y Ethicon Endosurgery. Ambas manejan cartuchos cargados con tres líneas de micrograpas a cada lado y una cuchilla en el centro. Con esto es posible hacer tres microlíneas de grapas a ambos lados. Después, se corta en medio con la cuchilla de la engrapadora, dejando un campo quirúrgico muy limpio debido al tejido sellado que deja tanto en el nuevo estómago como en la parte que se retirará. Este paso se repite varias veces, con varios cartuchos, para completar el corte y el sellado. Al terminar, algunos cirujanos pueden suturar la línea de grapas, lo que dependerá de su preferencia. Yo creo que suturar ayuda a prevenir cualquier sangrado y al mismo tiempo es un soporte y una resistencia adicional para las grapas. Consume un poco más de tiempo (mi promedio es de 6 minutos) y requiere de una mayor habilidad en la técnica laparoscópica de sutura, por esto no todos los cirujanos lo hacen, pero con la práctica el procedimiento puede completarse en 5-10 minutos.

¿Qué es mejor: sólo engrapar o engrapar y suturar?

Una vez que se ha terminado el engrapado, desde donde comienza el estómago (cerca del píloro, hasta la parte alta o ángulo de His), como se mencionó arriba, las opciones del cirujano serían dos:

- Dejar la manga así.
- Correr una línea de sutura sobre las grapas.

Hay estudios que muestran que el riesgo de una fuga, si se deja sólo la línea de grapas, puede llegar a ser tan alto como de 6-7%. En cambio, suturar disminuye 1% la probabilidad de una fuga. En nuestros pacientes esta probabilidad es de < 0.32%.

Usualmente me valgo de un ejemplo sencillo con mis

pacientes: si se hace un hoyo en unos pantalones y se pega un parche, es menos probable que se revierta el arreglo si se hace una costura en la circunferencia del parche. Sin duda, la costura le dará más resistencia contra un desgarre y aumentará la seguridad del procedimiento.

Al realizar el engrapado del estómago, hay otras opciones que han surgido a lo largo del tiempo, como el uso de cartuchos especiales. Actualmente hay varias empresas que ofrecen contrafuertes o material de refuerzo para cada cartucho. Regularmente es una capa muy fina de tejido bovino o sintético que se coloca a lo largo del cartucho; actúa como un colchón entre las grapas y la pared del estómago. La idea es hacer más segura la línea de grapas, pero los estudios actuales no muestran resultados significativos y algunos autores critican el uso del material al sostener que ocupa espacio entre las grapas y el tejido del estómago; creen que las grapas sostendrían menos tejido y podrían no reducir la probabilidad de una fuga.

También resulta controversial hacer una prueba para verificar que no haya fugas.

Algunos cirujanos piensan que es inútil; otros la llevan a cabo durante la cirugía y hay quienes la hacen después. Si es durante la cirugía, se inyecta aire o agua pintada de azul de metileno luego de pinzar la salida del estómago e inflar la manga. En el caso del aire, una fuga generaría burbujas en el área de grapas; en el caso del agua pintada, sería visible una pequeña fuga de la misma en el estómago.

Desde otro punto de vista, a las 24 horas de la cirugía se puede verificar si hay fuga. Se le solicita al paciente que tome un poco de medio de contraste. En una máquina de rayos X, se podrá ver qué tan inflamada está la manga, así como el camino del líquido a través de la misma, hasta el punto donde sale del estómago.

Es importante mencionar que la falta de signos de fuga durante esta prueba no significa que el paciente está libre de la probabilidad de tenerla. Hay otros factores, como no llevar a cabo estrictamente la dieta postoperatoria, que esté muy inflamada la manga, circulación deficiente en la unión GE, etc., que pueden contribuir a que se produzca una fuga después de que se haya realizado cualquier prueba.

Dieta preoperatoria para la manga gástrica

Antes de someterse a una cirugía para pérdida de peso, es necesario que el paciente haga una dieta que dependerá de su IMC. El peso determinará el momento ideal para iniciar el procedimiento. Esta dieta es una fase de preparación para asegurar que está en buenas condiciones, pues en la mayoría de los casos de obesidad se presenta la llamada condición de "hígado graso". El hígado crece, es más pesado y ocupa más espacio en la cavidad abdominal. Hay una relación directa entre el peso del paciente y el tamaño de su hígado. Esto quiere decir que entre más pesado sea el paciente, mayor será el tamaño del hígado.

Si un cirujano decide iniciar el procedimiento sin que el paciente haya hecho la dieta preoperatoria, existe la posibilidad de que no pueda realizarse. ¿Por qué? Porque el hígado sería tan grande y pesado que probablemente no le permitiría tener la visibilidad adecuada de la anatomía donde va a trabajar. Por ello, nuestra meta al prescribir una dieta preoperatoria no es de ninguna manera matar de hambre al paciente, sino ayudarlo a reducir su tamaño para que el cirujano tenga que manipular menos la cavidad abdominal y la recuperación sea la mejor. La dieta preoperatoria que la mayoría de los cirujanos prescriben está basada en líquidos. Hay quienes prefieren dietas específicas con licuados, para remplazar las comidas; otros, una combinación de licuados y líquidos.

La dieta que reciben nuestros pacientes consiste sólo en líquidos.

Las bebidas permitidas incluyen algunos licuados, café, té, bebidas energéticas y caldos; ciertos jugos, así como suplementos proteínicos y licuados para remplazar comidas.

Nuestra meta es que la ingesta del día esté entre 800 y 1,000 calorías. Usualmente el hambre empieza a desaparecer después de 2-3 días. En otras palabras, estos primeros días son los más difíciles del plan alimentario. Los pacientes pueden presentar algunos síntomas, como dolor de cabeza o irritabilidad, especialmente al inicio, pero es comúnmente bien tolerada. Como, en promedio, antes de operarse el paciente consumía alrededor de 4,300 calorías por día, incluimos algunos productos y licuados con fibra, para que sienta más saciedad. Puede remplazar las tres comidas del día por un licuado proteínico y tomar líquidos entre las comidas; también mezclar los licuados con leche descremada (*light*), ya que saben mejor que con agua. Es posible que el paciente experimente estreñimiento. Sólo debe asegurarse de tomar mucha agua y mantener la ingesta calórica entre 800 y 1,000 al día.

La duración de la dieta la determina el cirujano de acuerdo con las necesidades de cada paciente.

Nosotros nos basamos en el IMC o en el peso del paciente.

- Si el IMC es menor a 35, no hay necesidad de una dieta preoperatoria porque tienen menor probabilidad de presentar hígado graso.
- Un IMC de entre 35 y 42 requiere de la dieta líquida una semana antes de la cirugía.
- De ser entre 42 y 47, el plazo preoperatorio será de 10 días.
- Si es mayor a 47, se incrementará a dos semanas.
- En el caso de pacientes que pesan más de 150 kg, la dieta se hará por tres semanas.
- Aquellos que rebasan los 180 kg, por cuatro semanas, y así sucesivamente.

Ésta es sólo la guía que utilizamos, pero la recomendación varía de paciente en paciente y de cirujano en cirujano.

Ejemplos de líquidos permitidos:

- Café negro
- Té/té helado
- Jugos bajos en azúcar o sin azúcar
- Gelatina sin azúcar
- Agua
- Gatorade®
- Otras bebidas energéticas
- Crystal Light®
- Malteadas bajas en carbohidratos, como Slim-Fast®
- Malteadas Atkins®
- Consomé de res, vegetales, pollo, mariscos, etc.
- Caldo de frijol, lentejas, etc.
- Agua de sabor, como Propel®, Vitamin water®
- Cualquier malteada proteica, de preferencia baja en carbohidratos
- Popsicle® sin azúcar
- Kool-Aid® sin azúcar, Tang®, etc.
- Desayunos instantáneos de Carnation®, sin azúcar, hechos con leche descremada
- Cremas sin grasa y con leche descremada (*light*)

Capítulo 4

La cirugía

(La siguiente información puede variar dependiendo del cirujano)

En nuestro centro, el tiempo promedio para una cirugía de manga gástrica es de 25-35 minutos.

Cuando empecé a realizar este procedimiento me llevaba entre una hora a una hora con 20 minutos.

He tenido la suerte de trabajar con el mismo equipo, incluyendo anestesiólogos, médicos, enfermeras, auxiliares, etc., en cada caso, cada día, desde hace muchos años. Esto significa que todo el mundo conoce su parte —qué hacer, cuándo hacerlo—, lo que evita pérdida de tiempo en la preparación, la explicación de los pasos a seguir, etc. Me gusta verlo como una orquesta que toca la misma melodía diariamente, año tras año. ¡Todo el mundo se la sabe de memoria!

A medida que continuamos centrándonos en la cirugía de manga gástrica y perfeccionado nuestra técnica, hemos sido capaces de reducir los tiempos, lo que representa un gran beneficio para nuestros pacientes.

Cuanto menos tiempo estén los pacientes en la sala de operaciones, mejores resultados se obtendrán y también menor riesgo de complicaciones.

Usualmente no utilizamos drenajes o catéteres urinarios, ya que el procedimiento se lleva muy poco tiempo (cualquiera puede estar 35 minutos sin orinar), y antes de terminar hacemos una prueba doble para detectar fugas.

A veces la gente me pregunta por qué no uso drenajes rutinariamente.

Bueno, repito, con mis primeros 250 pacientes los usé, pero no lo hice más porque concluí que es y debe ser un procedimiento muy limpio. No hay nada que drenar una vez que se selló el estómago; al contrario, pueden convertirse en un punto de entrada de bacterias a la cavidad abdominal o tal vez resultar engañosos.

Voy a explicar un poco más este punto.

A veces, los cirujanos dejan un drenaje con la intención de detectar una fuga de manera temprana, pero, por lo regular, no drena adecuadamente la fuga.

¿Por qué?

En el caso de que haya fuga, puede que no se detecte porque lo que suele acumularse en el abdomen es un líquido espeso que generalmente obstruye el drenaje.

Los cirujanos pueden pensar que todo está bien, ya que nada sale por el drenaje, pero de todos modos puede haber una fuga. Por esto, lo que hacemos es comprobar la presencia de fugas antes de terminar la cirugía; después, los pacientes serán monitoreados mediante los signos clínicos y los síntomas, que son más fiables que un drenaje.

Recuerda, una fuga suele presentarse en los siguientes días después de la cirugía, por lo que *también depende de ti cuidar de tu nuevo estómago, siguiendo las indicaciones del médico.*

El día de la cirugía, después de los trámites de admisión, serás conducido a la sala de operaciones. Para evitar estrés y ansiedad, nuestros pacientes frecuentemente son premedicados, al ser evaluados por el anestesiólogo. Un medicamento relajante por vía intravenosa les permitirá atenuar sus molestias.

La mayoría de los pacientes no recuerdan nada hasta que están en la sala de recuperación o directamente en el cuarto. Esto asegura que todo sea llevadero para ellos y prácticamente libre de estrés.

Las primeras 24 horas

Inmediatamente después de la cirugía, seguirás recibiendo medicamentos y líquidos por vía intravenosa, para mantenerte en buen estado. A veces se experimenta una sensación de boca seca; es un efecto secundario de un medicamento (atropina) suministrado con la anestesia, precisamente con la finalidad de que se sequen la boca y la garganta y el anestesiólogo pueda maniobrar con menos saliva y lograr que la vía aérea esté mucho más despejada durante y después de la cirugía. Este efecto puede continuar durante las siguientes horas; algunos pacientes se despiertan con la boca seca.

Es recomendable que te enjuagues la boca o, si lo prefieres, te cepilles los dientes, pero teniendo cuidado de no tragarse agua hasta que el cirujano lo indique.

Yo lo prefiero así. Me gusta que mis pacientes dejen descansar el estómago hasta la mañana siguiente; nosotros los mantendremos bien hidratados por vía intravenosa.

El primer día suelo administrar medicamentos para el dolor, las náuseas, la inflamación, el ardor de estómago, además de antibióticos, anticoagulantes, etc. Esto mantiene a los pacientes en la mejor forma posible. Para entonces ya se paran, van al baño y deambulan un poco por las salas de espera.

Un día después de la cirugía

A la mañana siguiente se coloca un sello de heparina, los pacientes deambulan por los pasillos y son capaces incluso de tomar una ducha, si lo prefieren. Con el cierre de heparina tendrán mucha libertad de movimiento, pero se mantiene la vena accesible por si hay que medicar las siguientes horas. Por lo general, se van de alta con medicamentos, según sea el caso; si todo está bien, se quitará la canalización ese mismo día. Este día les digo que tendrán que estar atentos a cinco cosas:

1. Sorber hielo.

2. Caminar.

3. Reposar.

4. El enrojecimiento de la manga.

5. Irse de alta.

Sorber hielo

Lo del hielo tiene una sencilla explicación: el frío es excelente para reducir la inflamación de los tejidos. ¿Recuerdas cuando de niño te golpeabas la rodilla o la frente? Lo más común era que tu madre te colocara una bolsa de hielo sobre el golpe. El mismo criterio se sigue después de la cirugía de manga gástrica. La inflamación del estómago es importante, ya que se manipuló, se le colocaron grapas, etc. Aquí es cuando entra en juego el hielo. La idea es que te coloques hielo en la boca. Con la fusión, se irá convirtiendo en el agua fría que sorberás. Ten cuidado de que no se escape un trozo de hielo. Esto finalmente ayudará a que la manga esté en la mejor forma después de la cirugía y te mantendrá hidratado.

Caminar

Caminar después de la cirugía es importante, sobre todo si se tiene la ventaja de que haya sido por laparoscopía. Esto permite una rápida recuperación. La mayoría de los pacientes pueden levantarse, ir al baño y deambular la misma tarde o noche de la cirugía.

- Caminar promueve la circulación, lo que reduce la posibilidad de una trombosis profunda, entre otras cosas.
- Caminar también es conveniente para un mejor movimiento intestinal y para reducir las náuseas y la distensión abdominal.
- Caminar los alienta para que al día siguiente deambulen por los pasillos 2 o 3 veces cada 30-60 minutos, como lo hacen en promedio.

BAJA DE PESO EXITOSAMENTE CON *LA MANGA GÁSTRICA*

- A lo largo del día pueden tomar siestas o descansar, después de lo cual harán nuevas caminatas. Como se puede ver, caminar después de la cirugía tiene su importancia, así que no está de más asegurarse de poner un mayor esfuerzo para realizarla.

Descansar

La primera noche después de la cirugía por lo general los pacientes no tienen mucho sueño. Normalmente han dormido o descansado las horas previas. Por tanto, al siguiente día se les recomienda tomar una siesta para compensar las horas de vigilia y ayudarles a ponerse al día con su propio ciclo de sueño.

El enrojecimiento de la manga

Al día siguiente de la cirugía siempre les hablo a mis pacientes de una condición que llamo "enrojecimiento de la manga". Me refiero a que esa misma tarde podrían presentar enrojecimiento o calor en la cara, el cuello, el brazo o parte del él. Esto se aprecia más en personas de piel clara, aunque también les sucede a las de piel oscura. Sin embargo, deben estar conscientes de que es una condición temporal de entre 24 y 48 horas. Como tal condición está directamente relacionada con la inflación del tejido, a medida que ésta se reduce comienza a disminuir hasta desaparecer. Por favor, ten en cuenta que sentir la cara caliente no indica que tienes fiebre o una reacción a un medicamento, como la mayoría de los pacientes podría pensarlo. La fiebre eleva la temperatura del cuerpo entero.

Irse de alta

Dependiendo de tu cirujano, te irás a casa probablemente 24-48 horas después de la cirugía. Normalmente a las 24 horas se van los pacientes locales; los foráneos no lo hacen sino hasta las 48 horas. Así, tenemos 24 horas más para atender cualquier problema que pueda surgir. Luego de este tiempo, los pacientes se alojan una noche en un hotel o toman el avión hacia casa. Es importante mencionar que a partir de ese momento lo más importante es que el paciente se aplique 100% en cumplir las directrices y las fases de la dieta. La integridad de la manga depende ti, así que seguir las reglas será crucial. Ten en cuenta que cuando te hayas restablecido podrás disfrutar de los beneficios del procedimiento y de la pérdida de peso; entre tanto, cumplir las fases de la dieta faltantes es básico para que tu sonda sane por completo. Las siguientes páginas te ayudarán a comprender estas fases y lo que viene después de tu cirugía.

Capítulo 5

Guía para perder peso en la fase postoperatoria de la manga gástrica

Este capítulo será tu guía para las semanas y meses posteriores a la cirugía. Contiene las herramientas básicas para ayudarte a alcanzar los mejores resultados que te sean posibles; el resto depende en ti. El apego a estas herramientas será la clave de tu éxito y bienestar.

Tips importantes para una exitosa pérdida de peso

La mayor pérdida de peso ocurrirá entre los primeros 6 a 9 meses. Será un poco más lenta después de ese tiempo, pero puede continuar hasta 12 a 18 meses o más. Es posible que se detenga hasta uno o dos meses.

Esto es muy útil y necesario para el cuerpo, ya que necesita una pausa para reajustar sus funciones; es entonces cuando el paciente ve avance en la reducción de medidas. En esta etapa es importante seguir enfocados en actividad física (ejercicio) y hacer elecciones inteligentes a la hora de comer. La mayoría de los pacientes estabilizan su peso a los 12-18 meses. Después puede resultar más difícil seguir bajando, así que aprovecha lo que yo llamo "el año dorado" de los primeros 12 meses. Si consumes demasiadas calorías o regresas a tus viejos hábitos, como hacer comilonas o comer entre entre comidas, o a los malos hábitos alimentarios, es muy probable que ganes peso.

Consumo de líquidos

- El consumo de cantidades adecuadas de líquido, de preferencia agua, es crucial.

- Debes tomar, lentamente un mínimo de 2-2 ½ litros en el transcurso del día. La manera más sencilla de hacerlo es comprar una botella de agua de un litro. Utiliza la tapa de un termo deportivo para no ingerir tanto aire. Toma tragos pequeños. Tal vez te lleve varias semanas acostumbrarte a esa cantidad. Lo más importante es tener siempre a la mano el termo.

- La cantidad de líquido deberá aumentar 10-20% cuando el clima esté muy caluroso y húmedo, para prevenir deshidratación.

- Los primeros 2 o 3 días después de la cirugía puede resultarte difícil consumir tanta agua, a menos que sigas este truco: luego de un traguito, espera de 2 a 3 minutos; repítelo durante el día mientras no estés en tu casa. Al hacerlo así consumirás suficiente agua. Si te esperas hasta estar muy sediento, te quedarás atrás en tu consumo de agua y no estarás en condiciones de tomar el agua necesaria. Así que recuerda seguir la técnica de los pequeños tragos intermitentes.

- Durante la semana inicial es importante que observes el color de tu orina. Si comienza a verse más oscura de lo usual, tu consumo de líquidos no está siendo el correcto y tendrás que tomar al menos 2 litros.

- En los primeros 30-45 días, evita tomar más de 85 ml (⅓ de taza) de líquido en menos de 10 minutos. Tampoco tomes de un golpe más de 28 ml (un vasito) en la primera semana. Eventualmente podrás incrementar la cantidad conforme pasen los días.

Sólidos

Es MUY importante que, como paciente, comprendas
bien lo siguiente: no debes comer absolutamente nada
sólido durante los 21 días siguientes a la cirugía. Éstas
son mis instrucciones, y es tu obligación seguir las
instrucciones de tu médico. Nos hemos preocupado por
hacer la cirugía de la mejor manera posible, y
queremos que se mantenga tal como estaba en la sala
de operaciones. Hay respetar las fases de ingesta de
puros líquidos para que la manga sane de una manera
correcta. ¡Créeme que vale la pena! Si no lo haces,
estarás poniendo en riesgo la cirugía, causando
irritación, inflamación de los tejidos o incluso una fuga.
En este punto es cuando quiero que entiendas que vale
la pena la espera: si desarrollas una fuga, durante
semanas permanecerás como un paciente NPO (nada
por vía oral), regresarás al hospital, a la sala de
operaciones o a la Unidad de Cuidados Intensivos,
probablemente alimentado por sonda o por vía
intravenosa (nutrición parenteral total). No estoy
poniéndote el peor de los escenarios, pero quiero que
entiendas que tenemos una razón para que sigas las
directrices. Como les digo a todos mis pacientes, nadie
te va a estar vigilando las 24 horas del día, como si
fueras un bebé, así que asegúrate de que lo que te

metas en la boca esté permitido.

Las 3 semanas posteriores a la cirugía corresponden al plazo que tu estómago necesita para sanar. Por ello, no es posible que ingieras sólidos.

- Una vez que se te permita la comida sólida, comerás 3-5 veces al día (que deben corresponder a desayuno, comida, cena, media mañana y media tarde). Algunos pacientes necesitarán comer tal vez mas de 5 veces en pequeñas cantidades, para obtener la cantidad adecuada de proteína y calorías, así que hablar de 3 veces al día es meramente una guía. Deberás ajustar tu alimentos a tus necesidades.
- Los tentenpiés o las pequeñas comilonas a lo largo del día pueden sabotear el éxito de tu programa para bajar de peso.
- Si lo haces, no bajarás la cantidad adecuada porque estarás consumiendo muchas calorías.
- Tendrás que ser el juez de tus comidas y tentenpiés. Algunos pacientes se satisfacen con 5 pequeñas comidas al día. Como cada organismo es diferente, no hay una regla estricta a seguir. Debes hacer lo que te funcione mejor.

Proteína y nutrición

- Como en cualquier procedimiento para bajar de peso, la principal fuente de nutrición debe ser la proteína.

- 70-75% del total de calorías deben ser proteínas (huevo, pescado, pollo, carnes magras, etc.; el tocino no es carne magra).

- Los carbohidratos (pan, arroz, pasta, papa, frijoles, etc.) sumarán 10-20% de las calorías ingeridas, y las grasas (mantequilla, queso, etc.), sólo 5-15%. Si tienes que comer carbohidratos, opta por granos integrales y verduras.

- Una dieta que conste de 600-800 calorías y cerca de 60-70 gramos de proteína debe ser tu meta por al menos los primeros 6-8 meses. Podrás consumir más calorías conforme tu estómago se estire un poquito.

- Algunos de los efectos secundarios del mal consumo de proteínas son tobillos hinchados, fatiga, pérdida del cabello, uñas frágiles y sistema inmunológico débil o disfuncional (sin mencionar por supuesto la dificultad para bajar de peso). La pérdida del cabello también puede deberse a cambios hormonales, pero los niveles proteínicos pueden ser verificados para estar seguros de que no desarrolles una deficiencia proteínica, aunque es algo poco usual.

Evita combinar líquidos y sólidos

- Trata de no tomar líquidos cuando comas sólidos los primeros 3 a 6 meses, de preferencia.

- Ingiere líquidos 15-30 minutos antes y 30-45 minutos después de comer sólidos.

- Puedes sentir una sensación muy desagradable en este periodo si tomas sólidos y líquidos a la vez, ya que no hay suficiente espacio para ellos en la manga. Con el tiempo desaparecerá dicha sensación y podrás hacerlo.

Uso del azúcar

¡No soy fan del azúcar en absoluto! De hecho, notarás que orillo a mis pacientes a transformarse en expertos en la baja ingesta de carbohidratos una vez que dominan la dieta baja en calorías posterior a la cirugía. Se puede tomar azúcar/carbohidratos en las primeras semanas, lo cual evita dolores de cabeza, mareos, falta de energía, etc. Una vez que tu cuerpo se adapta a consumir menos calorías, puedes empezar a alejarte de los hidratos de carbono y a hacerte el mejor amigo de las proteínas y las grasas. Esto te asegurará una pérdida de peso sorprendente por comer sólo unas pocas calorías por día (el trabajo de la manga) y forzar a tu cuerpo a quemar la grasa almacenada para convertirla en hidratos de carbono (reduciendo tu consumo de carbohidratos a menos de 30 g por día). Por favor, por favor, evita los alimentos que contienen azúcar, especialmente los azúcares simples, tales como los que contienen la mayoría de los refrescos, zumos de frutas, postres, dulces, etc. También trata de eliminar los carbohidratos como pan, galletas, arroz, pasta y patatas y las "verduras de color naranja", como las zanahorias y las patatas dulces, ya que son altos en azúcar. Si tienes que comer carbohidratos, opta por los cereales integrales y los productos 100% de trigo entero, el arroz integral, etcétera. Yo creo que esto va a hacer una gran diferencia en el camino. Sin darte cuenta, evitar el azúcar se convertirá en un hábito. Todo lo que hay que hacer es enfocarse.

Enfoque general sobre alimentos

- Debes enfocarte en consumir suficiente proteína para evitar desnutrición y caída del cabello. Si al sentarte a comer ingieres primero los alimentos ricos en proteína, quedará poco espacio para los azúcares y otros carbohidratos.
- Los azúcares y otros carbohidratos pueden

BAJA DE PESO EXITOSAMENTE CON **LA MANGA GÁSTRICA**

detener o hacer lenta tu pérdida de peso porque son altamente digestibles y se absorben muy fácilmente. La mayoría de los pacientes cuyo peso se estanca muy pronto casi siempre consumen muchos carbohidratos. Debido a que el síndrome de *dumping* normalmente no existe con esta operación, es muy fácil empezar a consumir muchos azúcares y carbohidratos. Así que, al tener hambre, comerse primero la proteína, ayudará a minimizar esta posibilidad.

• Sin embargo, si consumen altas cantidades de grasa o azúcar, podrías desarrollar problemas de *dumping*. Si fueran azúcares, entrarían al intestino y lo recorrerían rápidamente. El azúcar, el alcohol y los endulzantes artificiales provocan gas, distención abdominal y diarrea.

• Evita alimentos con almidón, como arroz, pasta, cereales y puré de papa. Una mejor alternativa sería comer granos.

Aprende a reconocer cuando estás satisfecho

Deja de comer o tomar cuando comiences a sentirte satisfecho. Comer hasta llenarse demasiado puede causar distensión de la manga o sensaciones desagradables. Aprende a reconocer las señales de que estas sintiendo que es suficiente.

Comienza un programa de ejercicio

El ejercicio acelerará tu pérdida de peso y aumentará tus posibilidades de alcanzar el peso deseado a la vez que estás siguiendo una alimentación adecuada. Aún más importante, el ejercicio aeróbico fortalece tu corazón y te hace sentir mejor. También ayuda a suprimir el hambre.

Estancarse en el peso

Como mencioné, es usual que quienes se estancan muy pronto consumieron muchos carbohidratos. La falta de ejercicio puede también contribuir. Ocasionalmente, también les sucede cuando hacen ejercicio muy vigoroso, debido al incremento de músculo y a su índice de masa corporal magra (como los fisicoculturistas). Recuerda, el músculo es más denso que la grasa y, por tanto, pesa más. Y a pesar de que notan que bajan centímetros y tallas, deberán continuar con su rutina de pérdida de peso. El ejercicio es la manera más saludable de perder peso.

Evita la báscula

- ¡DEJA A UN LADO LA BÁSCULA! Utiliza tu ropa como guía para ver cuánto has adelgazado. Si aún así sientes la necesidad de pesarte, escoge un día de la semana para hacerlo. De otra manera, te desesperarás si no ves lo que quieres y podría afectar tu motivación.

- Tómate una foto de registro por mes; es un mejor indicador que la báscula. Es importante que recuerdes que éste es tu viaje personal; por tanto, no debes compararte con otras personas que hayan pasado por el mismo u otro procedimiento para bajar de peso.

- No permitas que la báscula dicte el éxito de tu progreso.

Tips para comer

- Recuerda que el periodo de tiempo más difícil después de tu cirugía son los primeros 3-6 meses. También es el más importante, porque los hábitos que desarrolles durante el mismo serán los que muy probablemente adoptarás para el resto de tu vida. Volverás a aprender cuánto puedes comer (tamaño de porciones y de bocados), qué tan bien debes masticar y qué puedes comer sin desarrollar algún problema nutricional. Aunque todos somos diferentes, usualmente para el sexto mes los pacientes ya están comiendo todo tipo de comida saludable, pero en mucho menor cantidad de la que comían antes de la cirugía. Definitivamente, habrá ciertos alimentos que no querrás volver a comer porque al hacerlo te provocarán estrés intestinal.

- Como recordatorio, los siguientes tips te resultarán útiles:
- Siempre incluye proteína como el primer alimento de tus comidas. Las mejores fuentes de proteína son pescado, camarón, huevo, soya, leche descremada y carnes magras. Las papas, el arroz y los cereales no tienen proteína.
- Evita los carbohidratos simples, como el azúcar que contienen la mayoría de los refrescos, los jugos, las bebidas endulzadas y los postres.
- Tampoco comas carbohidratos como pan, galletas, arroz, pasta y papas, ni las "verduras anaranjadas" (p. ej., zanahoria), ya que contienen mucha azúcar. Si no hay manera de prescindir de los carbohidratos, opta por granos y productos 100% trigo, arroz integral, etcétera.

- Se recomienda fuertemente NO consumir bebidas carbonatadas. Si realmente quieres hacerlo, deja que se les vaya el gas.

11 pautas básicas para el éxito

1. Haré ejercicio 5 veces por semana, 30-45 minutos.
2. Pondré mucha atención a mi ingesta de carbohidratos.
3. Comeré 3 comidas al día y evitaré comer entre comidas alimentos no saludables.
4. Tomaré al menos 8 vasos de agua al día.
5. Ingeriré al menos 60-70 g de proteína al día.
6. Honraré mi compromiso con mi buena salud y elecciones saludables.
7. Contactaré a mi doctor cuando sea necesario.
8. Siempre tomaré mis vitaminas.
9. No me pesaré más de una vez por semana.
10. Recordaré que ésta es mi propia experiencia y no me compararé con otros.
11. Siempre tendré en cuenta que practicar mis nuevos hábitos me hará sentirme más saludable, feliz, fuerte y lleno de energía.

Vitaminas y suplementos

Después de someterte al procedimiento de la manga gástrica, te has comprometido de por vida a comer bien. Muchas veces nuestros alimentos no incluyen suficientes vitaminas y minerales. Por este motivo, es recomendable que tomes un multivitamínico cada día. Tu cirujano te dará las recomendaciones y las dosis.

Multivitamínicos

- Multivitamínicos (con ácido fólico y hierro): recomendamos una dosis de adulto diaria.
- Multivitamínicos integrales (masticables, líquidos o en forma de gomitas).
- También puedes tomar Centrum® tabletas o líquido, vitaminas Costco®, etcétera.
- Las mujeres en edad reproductiva deben tomar un multivitamínico con hierro. Lo mismo deberán hacer quienes padezcan anemia.
- Tu multivitamínico debe contener folato o ácido fólico. Una dosis de 400 mcg al día es esencial.

Vitamina B12

- La deficiencia de vitamina B12 puede causar anemia y problemas neurológicos serios.
- La deficiencia de vitamina B12 se presenta en

raras ocasiones, pero ha sido reportada después de un procedimiento restrictivo como la manga gástrica. Recomiendo ingerir suplementos de vitamina B12 en la presentación que se prefiera: sublingual, intramuscular o intranasal.

Calcio

* El calcio/vitamina D es importante, especialmente para prevenir la osteoporosis en las mujeres. También está recomendado como suplemento para el procedimiento de la manga gástrica.

Guía general: líquidos y sólidos

Líquidos

* Al menos los 7 días posteriores a la cirugía (iniciando el día del alta) debes consumir sólo líquidos claros (que pueden fácilmente pasar por un popote). Podrás tragarlos y tolerarlos sin problema. Si no es así y estás vomitándolos, tu cirujano debe saberlo. Contáctalo de inmediato. Algunos pacientes experimentan dolor al tomar agua fría; inténtalo con agua al tiempo o té verde descafeinado. Muchos cirujanos dejan a sus

pacientes ingerir comida sólida en un periodo muy corto. Nosotros nos oponemos definitivamente a esto porque la comida sólida en las primeras 3 semanas puede provocar vómito forzado, lo que eventualmente causaría la ruptura de las suturas o grapas y terminar en una operación de emergencia, una larga estadía en el hospital y posiblemente a la muerte.

Algunas recomendaciones personales:

- **Evita las bebidas carbonizadas** porque pueden irritar tu estómago, causar distención, dolor o malestar abdominal.
- **Evita las bebidas con cafeína** hasta que hayan transcurrido al menos 2-3 semanas de la cirugía —pueden causar deshidratación—. Una buena regla es que, si has podido tomar los 2 litros de líquido al día, a los 10 días podrás incluir bebidas sin cafeína (café descafeinado o té). Hacerlo antes de lo debido puede causarte náusea, vómito o incluso inflamación de la manga.
- **Tomar mucha agua** utilizando un termo deportivo con tapa diseñada para prevenir la ingesta de aire. Al inicio tendrás que tomar

pequeñas cantidades a la vez, porque tu estómago no aceptará más. Si el clima está muy húmedo o caliente, puedes necesitar 1 o 2 vasos más al día. Si estás deshidratado tendrás la boca seca, los labios resecos, la orina estará más oscura y su cantidad disminuirá.

- **La bebidas sin azúcar son las mejores.** Nunca pienses que el "jugo" procesado es saludable, normalmente contienen mucha azúcar. Algunas alternativas para después de cirugía son Tang®, Crystal Light®, Diet Snapple® (todas sin azúcar).

- **Las paletas y la gelatina Jell-O® sin azúcar** pueden consumirse. Ayudan a salir de la monotonía en esta fase de la dieta.

- **No ingieras sólidos y líquidos al mismo tiempo.** Si lo haces, puedes vomitar. Deja de tomar líquidos 15-30 minutos antes de la siguiente comida, y vuelve a tomarlos 30 a 45 minutos después de tus alimentos. Esto ayudara a evitar una sensación desagradable en el estomago y también a que consumas menos cantidad de alimentos.

- **El té verde** (descafeinado) funciona muy bien para la náusea, especialmente tibio.

- **Leche.** Hay adultos no pueden digerir la lactosa de la leche, y algunos pacientes de cirugía de obesidad se vuelven intolerantes a la leche después de la cirugía. Tu intestino delgado necesita la enzima lactasa para descomponer la lactosa de la leche de manera que pueda ser absorbida. Si no tienes la cantidad suficiente de enzimas, puedes tener inflamación, gases, cólico estomacal e incluso diarrea severa. Es probable que te sea posible tolerar hasta una taza después de la cirugía, pero pon atención a los efectos secundarios. Intenta con leche deslactosada o tabletas de lactasa. La leche y los productos lácteos siempre deben ser descremados o sin grasa.

- **Recuerda,** debes tratar de consumir 60-70 g de proteína cada día. En la etapa de dieta líquida se pueden tomar suplementos proteínicos.

- **Pon una alarma de 30 minutos para tus comidas**; cuando suene, tu comida habrá terminado. Utiliza platos pequeños y mide la cantidad de comida que estás sirviendo. Si sigues comiendo después ese tiempo, incrementarás tu ingesta, precisamente lo que queremos evitar.

Sólidos

Éstos se irán agregando a tu dieta gradualmente. No estarán permitidos durante las 3 primeras semanas después de la cirugía. En la tercera semana, puedes introducir en tu dieta, de a poco, la comida blanda, como huevos, tofu, yogurt sin azúcar y sin grasa, etc., y no debes pasar a los sólidos sin antes tolerar perfectamente la comida blanda. Sé precavido, no comas demasiado ni muy rápido. La línea de grapas y suturas sana a los 14-21 días. Por eso es tan importante que lo que comas sea blando, para que pueda pasar fácilmente por el estómago sin forzar la línea de grapas. Los bocados deben ser de la mitad de lo acostumbrado; para ello, puedes utilizar una cuchara de niños durante un tiempo. Mastica los alimentos el doble de los minutos que habitualmente ocupabas, hasta asegurarte de que están perfectamente triturados.

Recuerda: La digestión comienza en tu boca al masticar perfectamente la comida.

Durante el primer mes de alimentos sólidos, debes sentirte satisfecho o lleno con una porción muy pequeña de alimentos (p. ej., 28-56 g de atún o un huevo) y comerla en 30 minutos. Hacerlo más rápido te puede causar vómito. Si tienes dificultades o intolerancia, contacta a tu médico.

Algunas recomendaciones personales:

- **Siempre sírvete porciones pequeñas.** Utiliza tus tazas de medir. Ahora las porciones serán menores. Debes concentrarte en esto; de otra manera, estarás comiendo más de lo que debes. Usa un plato chico y cubiertos de niño. Tus ojos son más grandes que tu boca (en sentido figurado), así que no comas con los ojos.

- **Tips de porciones:**
  - 85 g = un mazo de cartas o la palma de la mano de una mujer
  - ¼ taza = una pelota de golf
  - 2 cucharadas = una pelota de golf
  - 28 g = 4 dados o un cubo de hielo de 2.5 cm
  - ½ taza = una cartera pequeña

- **Aunque está bien comer algunas frutas** (plátano, fresa, frambuesa, arándano, sandía y mora), evita, por favor, los jugos de frutas o los productos de frutas procesados, porque contienen un alto nivel de azúcar.

- **Los huevos** en cualquier presentación están permitidos.

- **El pescado horneado** también; es rápido de preparar y una buena fuente de proteína.

- **Evita la crema de cacahuate y los cacahuates** porque tienen muchas calorías y mucha grasa. Las nueces de soya son una mejor opción. Unas cuantas almendras son una buena fuente de proteína y de buena grasa.

- **El tofu** es otra buena fuente de proteína.

- **Es posible que necesites usar una licuadora** para cualquier cosa que parezca demasiado sólida.

- **La mayoría de las sopas pueden comerse,** pero puede ser que haya necesidad de molerlas. Las cremas tienen mucha grasa. Evítalas, a menos que la etiqueta diga "libre de grasa". No comas sopas con fideos o arroz. Busca opciones que tengan carne y vegetales.

- **La carne de cerdo, de res, el pavo y el pollo** son una buena fuente de proteínas.

- **Los productos del mar enlatados** (atún, cangrejo, salmón) son otra buena fuente de proteínas. Prepáralos sin usar mucha grasa, con aceite de oliva o mostaza. Evita la mayonesa, a menos que sea baja/ libre de grasa.

- **Las carnes frías magras** (en rebanadas

delgadas) son altas en proteína y casi todos los pacientes las toleran sin problemas.

- **Los suplementos de proteína en barra y bebibles.** Las barras son densas y pueden causar gas, inflamación y diarrea. Si tienes problemas con alguna de ellas, puedes probar con otra que contenga diferente proteína. Lee la etiqueta de información nutricional y escoge las que sean bajas en carbohidratos y azúcares.

- Recuerda, las proteínas y las verduras son tus nuevos mejores amigos.

Capítulo 6

La progresión de las fases postoperatorias de la dieta

(Estas fases pueden variar dependiendo del cirujano y de sus especificaciones.)

La capacidad de tu estómago ha sido reducido de 1,700 a 85-115 g. Para proteger la integridad de tu bolsa, así como para prevenir estiramiento y molestias, debes seguir estas recomendaciones tan estrictamente te sea posible.

La dieta después de una cirugía de manga gástrica se divide en cuatro fases: líquidos claros (fase 1), líquidos completos (fase 2), comida blanda (fase 3), y comida regular o sólida (fase 4). Debes permanecer en la fase 1 de líquidos claros por lo menos los siguientes 7 días de cirugía; esto comienza el día en que te dan de alta del hospital. La progresión de la dieta a las 3 semanas varía de paciente en paciente. Estas precauciones minimizan la posibilidad de vómito severo y rompimiento de grapas o suturas. Después este tiempo, tu estómago ha sanado lo suficiente como para empezar con alimentos blandos.

Nota: *Puedes avanzar a la siguiente etapa sólo después de esperar el tiempo mínimo requerido y de sentirte perfectamente bien y cómodo con la etapa previa (esto significa que no tienes ni vómito ni náusea). Si después de desarrollas algún problema, regresa a los líquidos y avanza de nuevo hasta que hayas tolerado líquidos sin ningún problema durante 48 horas.*

Fase 1: Líquidos (7 días) ¡NADA DE COMIDA SÓLIDA!

Durante tu primera semana después de haber sido dado de alta del hospital, tu dieta debe consistir en líquidos claros. Esto te ayudará a mantenerte hidratado y a preparar al cuerpo para recibir comida después de la cirugía. Tu meta en esta fase es cumplir el tomar 2,000 ml de líquidos al día. Da traguitos pequeños durante todo el día, para que alcances a tomar la cantidad de líquido requerida.

- **Líquidos claros:** Te damos aquí algunas sugerencias:

  - Agua
  - Bebidas de proteína (verifica que el líquido sea transparente)
  - Agua Propel®
  - Hielo picado
  - Agua de sabores
  - Caldo de pollo o carne
  - Consomé
  - Leche descremada
  - Gelatina Jell-O® sin azúcar
  - Popsicles® sin azúcar
  - Crystal Light®, Tang® sin azúcar
  - Té verde
  - Jugo de manzana o arándano bajo en azúcar
  - Kool-Aid® sin azúcar

- **Evita la cafeína y bebidas carbonatadas.** Te provocarán efectos secundarios incómodos y quizá complicaciones.
- **Toma como mínimo 2 litros de líquido** durante el día, para evitar deshidratación. Los

primeros 3 a 4 días puede ser difícil consumir esta cantidad. La clave está en la frecuencia y en que sean pequeños tragos.

- **NUNCA tomes más de 100-120 ml** en un periodo de 15 minutos durante el primer mes.

- **SIEMPRE da traguitos,** nada de prisas. Podrás dar tragos normales y en menor tiempo dentro de varias semanas, una vez que la inflamación de tu manga haya cedido.

- **Cuantifica lo que tomas diariamente** para estar seguro de que estás tomando suficiente líquido y proteínas. Si hace calor o está muy húmedo y estás sudando, necesitarás incrementar los líquidos 10-20%.

- **Si tu orina es oscura, tu boca está seca** o te sientes mareado, no estás tomando suficientes líquidos. ¡Hay que tomar más!

Fase 2: Líquidos completos (semanas 2 y 3) ¡NADA DE COMIDA SÓLIDA!

La dieta de líquidos completos es una transición temporal entre los líquidos claros y la comida blanda. Es para mantener tu cuerpo hidratado y prepararlo para ingerir comida. Consume poco al principio y ve cómo reacciona tu cuerpo. En esta fase también puedes continuar dando traguitos durante todo el día. Es importante verificar si tu bebida proteínica está basada en soya o en suero, para cambiarlo, como lo hacen algunos pacientes, si no toleran alguno de los dos. Recuerda que tu meta es tomar 60-70 gramos de proteína y 2,000 ml de líquidos al día. Si son bebidas proteínicas, estarás en buen camino para lograr tu meta. A esta fase se le puede agregar todo lo que incluye la fase 1.

- **Tienes que permanecer en esta fase durante 2 semanas.**
- **Si eres intolerante a la lactosa, toma leche de soya, de arroz o de almendra.**
- Ideas para la fase de líquidos completos:
  - Leche descremada, 1-2%
  - Bebidas de soya
  - Jugos de fruta sin pulpa (bajos en azúcar)
  - Gelatina simple
  - Sopas cremosas —licuadas, no deben tener trozos de comida (éstas tienden a tener más calorías, así que verifica su contenido; elige las que sean bajas en grasas o sin grasa)

NOTA: *Evita la sopa de tomate las primeras*

semanas, debido a que te hace producir mucho ácido estomacal.

- **Tips para esta fase (líquidos completos):**
  - Sopa con trozos de comida —mézclala con líquido (caldo o agua) en la licuadora (elige la de carne y vegetales y evita la de pastas y arroz)
  - Yogurt líquido sin trozos de fruta
  - Smoothie de frutas licuado
  - Desayuno instantáneo de Carnation®
  - Malteadas
  - Popsicles® hechas de jugos sin azúcar
  - Flan de huevo
  - Malteadas de proteínas con 15-20 g de proteína por porción
  - Jugo V-8®
  - Cocoa caliente sin azúcar
  - Malteadas de Atkins®
  - Malteadas Slim-Fast® bajas en carbohidratos
  - Polvo 100% de suero de proteína
  - Puré de manzana
  - Malteadas de proteína Labrada® RTD

- o Bebidas de leche con chocolate baja en carbohidratos Hood® (mezcla con el polvo de proteína para hacer una malteada con nutrición muy completa)
- **Toma algún suplemento proteínico líquido**, como el polvo 100% suero proteínico o cualquier otro de tu preferencia, para alcanzar los 60-70 g de proteína diaria.

Busca suplementos que tengan por porción más de 15 g de proteína, menos de 5 g de carbohidratos y menos de 130 calorías. Los hombres pueden consumir más proteínas que las mujeres, de 75-80 g al día. Ten en cuenta que esto puede resultarte difícil durante el primer mes, pero poco a poco será más fácil.

Fase 3: Comida blanda (semana 4) Esta dieta se hará por una semana

La dieta de comida blanda sirve como transición entre los líquidos y la comida regular. Puedes incluir también todo lo de las fases 1 y 2.

- **Algunas sugerencias de comida blanda pueden incluir lo siguiente:**
  - o Huevos revueltos (tibios o estrellados)
  - o Ensalada de huevo

- o Atún con mayonesa baja en grasa
- o Ensalada de pollo o salmón con mayonesa baja en grasa (nada de apio ni pedacitos de vegetales duros)
- o Queso cottage
- o Queso bajo en grasa
- o Puré de frutas, fruta enlatada o cocida
- o Puré de verduras, verdura enlatada o cocida
- o Frijoles con un poco de queso bajo en grasa
- o Carne blanda
- o Plátano
- o Puré de papa ocasionalmente (tiene carbohidratos, pero tu cuerpo necesita un poco de carbohidratos)
- o Yogurt

- **Recomendamos 3 comidas al día.** Sin embargo, habrá días en los que necesitarás comer algún tentenpié, especialmente si eres una persona muy activa. Debe ser bajo en calorías, preferentemente proteína. Ejemplos: un trozo de queso bajo en calorías, yogurt, un huevo duro, etc. No comas nada sólido, licuado o blando hasta la próxima comida.

- **Come hasta que comiences a sentirte**

lleno. ¡En ese momento, deténte! No te fuerces a terminarte todo lo del plato. No comas de más. Sobrepasarías la capacidad de tu estómago y te sentirás muy incómodo. Y esto, claro, a la larga podría ser la razón de que no bajes tanto de peso. Nunca pongas en tu plato más comida de la que tienes permitida. Con ½ taza como porción de cada alimento, tendrás una idea de cuánto ingerirás. Con el tiempo podrás calcular tus pociones sin tener que medirlas.

- **NUNCA comas alimentos sólidos antes de cumplir el mes de operado.**

Siempre debes recordar que habrás de comer una pequeña cantidad de cada alimento nuevo que pruebes, para verificar cómo reacciona tu estómago. Cómelo lentamente y mastica muchas veces. Recuerda que tu meta será la comida:

- BAJA EN CARBOHIDRATOS
- BAJA EN GRASAS
- BAJA EN AZÚCARES
- ¡ALTA EN PROTEÍNA!

1. **Apégate siempre a las reglas** sobre la composición de tus alimentos, como habíamos dicho: 60-70 gramos de proteína y una cantidad mínima de carbohidratos y grasa.

2. **Trata de leer las etiquetas nutricionales.** Deberás convertir esto en un hábito para que te enteres del contenido calórico de los alimentos y cómo están constituidos (grasas, carbohidratos y proteínas).

3. **Recuerda que debes hacer 3 comidas al día.** No comas de más. Algunos pacientes se sienten mejor haciendo 5 pequeñas comidas al día, lo que está bien porque todos somos diferentes y no hay una regla estricta a seguir. Sólo recuerda que todo lo que comas se suma al total de calorías ingeridas en el día. Cada vez que comas algo licuado, blando o sólido estarás haciendo una de tus comidas.

4. **Escoge alimentos de textura blanda y húmedos** que sean fáciles de masticar. Por ejemplo, huevos (tibios o revueltos), tofu, yogurt sin grasa, queso cottage y flan.

5. **Agrega leche en polvo sin grasa o proteína en polvo** a los huevos, las sopas y el yogurt, para que comas más proteína.

6. **Nunca comas más de 113 g (1/2 taza) en una misma comida.** Corta bocados pequeños y come

despacio. Mastica con cuidado hasta que quede blando. No debes comer alimentos que sean duros o difíciles de tragar.

7. **Acuérdate de no tomar y comer al mismo tiempo.**

8. **Entre comidas, puedes tomar cualquier líquido claro** o algún suplemento proteínico de tu preferencia, que no sea carbonatado, ni contenga azúcar o grasa.

9. **Sigue comiendo 600-800 calorías por día.** Puedes pesarte cada semana para asegurarte de que no has recuperado peso o bajado demasiado.

10. **Agrega un nuevo alimento cada día.** Es posible que algunos alimentos no bajen bien y te provoquen reflujo. Si agregas uno nuevo cada día, podrás identificar cuál te provocó el problema. Algunos de los menos tolerados son la carne roja, el pollo y el pan; las carnes sientan mejor si se humedecen con caldo. Si tienes problemas de reflujo constante o vómito, contacta a tu médico.

Puntos a recordar:

1. **Las mejores fuentes de proteína son los pescados, las aves (sin la piel), los huevos y el**

tofu. Estos alimentos son altos en proteína y bajos en carbohidratos y grasa.

2. **Incrementa la variedad de alimentos que consumes**. Comienza con una cucharada de un nuevo alimento cada 2 días. Puede ser que no toleres la carne roja durante varios meses.

3. **Nunca intentes comer más de 113 g** (en volumen) en una comida. Mide tu comida (2 cucharadas equivalen a 18 g; 113 g, a ½ taza). Utiliza platos chicos para aprender a controlar las porciones. Evita el arroz, la pasta, las papas, el pan y las palomitas. Debes continuar concentrado en comer proteína, y alejado de los carbohidratos y las grasas.

4. **Evita alimentos altos en grasa** (fritos, cremosos o con mantequilla), así como la mayonesa regular. Puedes usar otros ingredientes de tu preferencia, pero verifica en las etiquetas nutricionales que no contengan carbohidratos y azúcar. Por ejemplo, una cucharada de Ketchup tiene 4 g de carbohidratos. Puedes utilizar una mayonesa sin grasa, pero ten cuidado de que no tenga más azúcar.

5. **Debes continuar tomando 2 ½ litros de líquidos por día, pero sólo entre comidas**. Repito: come entre 600-800 calorías por día.

6. **No comas nada 3 horas antes de dormir.**

7. **Elige alimentos condimentados también**, no tienen que ser solo alimentos al natural. Experimenta con condimentos ligeros al inicio.

8. **Ten cuidado con las semillas, la piel, la comida muy picosa o condimentada**: pueden ser más difíciles de digerir.

9. **Tu ingesta diaria de carbohidratos debe seguir siendo menor de 40 g, y de 30 g para las grasas. ¡Ésta es la clave!**

Fase 4: Comida sólida (iniciando la semana 5)

Pasarán varias semanas antes de que puedas comenzar a comer comida sólida como lo hacías antes de la cirugía. La importancia de comenzar con una dieta líquida e ir progresando hasta esta fase es crucial para mantener tu manga en forma mientras sana. Seguir estas fases evitará crear tensión y estrés en la línea de grapas; sanará de manera más adecuada y reducirá las probabilidades de una complicación mayor (como una fuga) durante este periodo.

Al llegar a la semana 5 estás comiendo como lo harás el

resto de tu vida. Debe ser despacio; pon atención en el comportamiento de tu manga cuando ingieres cierto tipo de alimentos. Es una curva de aprendizaje por la que tienen que pasar todos, que te permitirá vivir con hábitos más saludables que harán un gran cambio en tu vida y te darán resultados increíbles.

Un año después de cirugía

Te damos algunos tips que debes recordar para que tanto tú como a tu manga se mantengan en buen estado.

- **Debes hacer 3 comidas al día, no más, no menos.**
- **No debes comer más de 85-120 g por comida**. No fuerces a tu manga.
- **Debes mantener tu ingesta de proteína** para evitar desnutrición, reducción del tono muscular, así como serias complicaciones relacionadas con los bajos niveles de proteína.
- **Debes mantener una dieta de 65 gramos de proteína y 2-2 ½ litros de líquido al día.** La ingesta total de calorías diaria debe variar entre 800 y 1000, dependiendo de tu peso, ya que haya pasado un año. Aconsejamos a

los pacientes que no se excedan de 1,000-1,200 calorías por día, a menos que el médico lo recomiende. Aquellos que llegan a pesar menos de su peso ideal deberán comer más, sobre todo carbohidratos.

- **Ten en cuenta que tu estómago sólo tendrá capacidad para aproximadamente 120 g (1/2 taza).** Utiliza platos pequeños o báscula de cocina para guiarte con las cantidades adecuadas. Hay que saber que el volumen de el estómago inicialmente puede no ser el mismo. Éste se puede contracturar o irritar y sólo tener espacio para una fracción del volumen que usualmente se puede comer en una sentada. Es por esto que nunca debes comer más de 113 g en la misma comida. Escribe lo que estás comiendo y cuándo, ya que mientras te acostumbras a las nuevas cantidades que puedes comer, puedes estar comiendo de más y, por tanto, forzando tu estómago. Aun cuando te acostumbres, tus ojos pueden ser más grandes que tu estómago.

Comer con la cabeza

Como probablemente sabrás, la idea de "comer con la cabeza" o "comer con el estómago" ha sido una contribución al problema de la obesidad mórbida que no puede ser subestimada. Es un tema discutido entre muchos pacientes y sus psicólogos a lo largo de muchos años. Ocasionalmente, después de meses de seguir una dieta estricta posterior a la cirugía, los antiguos hábitos y la ingesta por estrés pueden lentamente convertirse en un problema. Muchos pacientes dicen que incluso después de 1-2 años sólo pueden comer entre uno y dos pequeños bocados de pollo, pero sí pueden comer muchas más papas a la francesa, frituras, nueces, frijoles, etc. —todas ellos alimentos que se interponen entre la pérdida de peso y tú y te pueden llevar a recuperar peso significativamente—. Aun si el procedimiento quirúrgico salió bien, hay factores psicológicos que pueden afectar seriamente y deben ser tratados. En estos casos, usualmente recomendamos a nuestros pacientes que busquen ayuda psicológica o quizá psiquiátrica. Algunas soluciones comunes son dedicarse a algún hobbie o actividad física. ¡Cancela tus reuniones para cenar y en su lugar haz un plan para salir a caminar! Muchos salen en bicicleta, practican senderismo, nadan, corren y disfrutan estas y otras actividades con la familia y los amigos. Después de cirugía, habrá una gran diferencia porque la mayoría se sienten satisfechos con pequeñas cantidades de alimento rico en proteína, y debido a esa sensación de estar lleno el hambre disminuye considerablemente.

Azúcares concentrados

La mayoría de los alimentos y bebidas que se mencionan a continuación tienen alto contenido de azúcar. Las versiones libres de azúcar son aceptables. Estos productos te proveen principalmente de calorías y casi no tienen valor nutricional (muy pequeñas cantidades de vitaminas, minerales, proteínas y fibra).

Cada bocado cuenta después de la cirugía. Una cantidad adecuada de proteína debe ser ingerida para prevenir desnutrición y mala absorción. Llenarte de estos azúcares concentrados puede impedir que bajes de peso y remplazar alimentos más saludables. De hecho, no te ayudan a sentirte lleno. Si estás decidido a comer más saludable, en cada comida ingiere primero los alimentos más nutritivos; de esta manera casi no te quedará espacio ni apetito para los alimentos "vacíos" (de valor nutricional).

Alimentos a evitar

- Helado y dulces congelados (a menos que sean sin azúcar y sin grasa)
- Refresco
- Leche con chocolate
- Limonada
- Pudín y flan (a menos que sea sin azúcar y bajo en grasa)
- Kool Aid®
- Nieve de yogurt, endulzada y con fruta
- Té helado con azúcar
- Frutas deshidratadas (alto contenido de azúcar)
- Jugos de fruta
- Fruta enlatada o en almíbar (alto contenido de azúcar)
- Azúcar (usar endulsantes, como Splenda®, en pequeñas cantidades)
- Mermeladas y conservas
- Miel, melaza
- Cereales azucarados
- Dulces
- Donas
- Gelatina Jell-O® con azúcar
- Popsicles®

- Goma de mascar con azúcar
- Pasteles
- Pies
- Jarabe de maple
- Galletas
- Sherbet/sorbet/gelato

Más sobre carbohidratos

Los almidones bajos en fibra y los azúcares simples orillan a comer de más. Por esto la gente consume muchas calorías y sube de peso. Saber manejar la ingesta de carbohidratos es esencial para restringir las calorías diarias y bajar de peso. Es muy importante estar consciente de las calorías agregadas de los carbohidratos. Usa pequeñas cantidades de endulsante artificial Splenda®; algunos nutriólogos creen que, después de la cirugía de obesidad, puede antojarse por su dulzura. A algunas personas les produce diarrea. La sacarina o el aspartame quizá sean mejores opciones si necesitas endulzar tus alimentos. Repito, en pequeñas cantidades.

Tienen almidón el pan, los cereales, los granos, los

fideos, el arroz, algunos vegetales, los productos de panadería, las botanas y las galletas. Muchos pueden ser bajos en grasa o libres de grasa, pero tener azúcares. También tienen grasas "escondidas" debido al proceso de preparación (cocinados u horneados) o porque se les agregan saborizantes o para que se vean apetitosos. Los productos de panadería (galletas, pasteles, etc.), algunos cereales, las barras energéticas o de desayuno, las papas fritas y otros, son alimentos con almidón, altos en grasa y en azúcares.

Si de todos modos quieres comer alimentos con almidón, repito, opta por granos enteros, no los de alto contenido calórico y bajo valor nutricional. Lee las etiquetas nutricionales. En los alimentos con almidón usualmente se agrega grasa sin advertirlo, lo cual representa más calorías que no estás contando: mantequilla en el pan, la mayonesa en el sándwich, la salsa cremosa en la pasta, el queso crema en los bagels y la crema ácida en la papa asada. Todos adoramos el sabor de estas combinaciones, pero podemos aprender a disfrutar el sabor de la comida en sí, en lugar de las adiciones altas en calorías. Una buena opción es usar sustitutos bajos en grasa o libres de grasa.

Al planificar tus comidas, verifica el tamaño de las porciones de alimentos con almidón, para que restrinjas el consumo de carbohidratos. Evita los azúcares simples, y recuerda que algunos de tus alimentos favoritos tienen azúcares y grasas extra que estás agregando a los carbohidratos que vas a consumir. Esto te ayudará a limitar tu ingesta calórica para tener éxito en tu pérdida de peso y para que éste sea permanente después de tu cirugía. Si la etiqueta nutricional de un producto dice "libre de grasa", puedes estar seguro de que está lleno de carbohidratos. Si dice que es "libre de azúcar", está lleno de grasa. Cuando tengas duda, observa la cantidad total de calorías. Si las calorías son bajas, probablemente esté bien que lo comas. ¡Lee las etiquetas nutricionales!

Recuerda, para maximizar tu pérdida de peso, evita lo siguiente:

- Mantequilla de cacahuate
- Frutas secas
- Tocino
- Salchichas
- Hot dogs
- Salchichas alemanas
- Mortadela
- Salami

- Alimentos fritos y empanizados
- Arroz
- Pasta
- Postres
- Chicarrón de cerdo
- Papas fritas/pretzels
- Palomitas
- Alcohol
- Dulces, pasteles, galletas, nieves (incluyendo las libres de azúcar)
- Salsas cremosas y gravy (ej., Alfredo)
- Jugos de frutas

Capítulo 7

El ejercicio y tu manga gástrica

Los pacientes más exitosos (en términos de peso perdido y salud) tienen dos cosas en común: 1) siguen las recomendaciones de su dieta y 2) inician y mantienen un régimen de ejercicio.

Es esencial que durante las primeras 4 semanas posteriores a la cirugía inicies un programa de ejercicio. Camina 7 días después, de 15-20 minutos; usa caminadora si lo deseas. Trata de hacerlo en un lugar cerrado o donde haya aire acondicionado, para evitar exceso de exposición al sol y deshidratación. Para mantenimiento, hazlo 4 veces por semana; a los 15 días, aumenta las sesiones a 30-40 minutos, y un mes después, a 5 veces por semana, 40-60 minutos cada día. Luego de 3-6 meses, debes añadir ejercicio de bajo impacto y resistencia (nadar, levantar pesas livianas), esto te garantizará no sólo una buena pérdida de peso, sino incremento de los niveles de energía, de la resistencia y de la salud en general. Recuerda, para bajar de peso tienes que quemar más calorías de las que consumes. Algunos estudios han demostrado que las personas que tienen como hábito hacer ejercicio no sólo viven más, sino que logran mantener su peso indefinidamente. Elige actividades que disfrutes y puedas costear. Al hacer esto aumenta tu posibilidad de mantenerte saludable.

Te recomiendo que empieces con ejercicio moderado, sin exagerar. Recuerda que el éxito está en ser constante, no en matarte haciéndolo por poco tiempo.

Hay muchas razones para comenzar caminando tu régimen de ejercicio. Éstas son algunas:

- Mejorar la calidad de vida
- Aumentar la masa muscular
- Mayor concentración en el trabajo
- Tener contacto con la naturaleza
- Mejorar la circulación
- Reducir el estrés
- Bajar de peso

- Conocer gente
- Ejercitar a tu mascota. Te amará por eso

No recomendamos el ejercicio intenso (abdominales y levantamiento de pesas) hasta que pase un mes de la cirugía. El motivo es que una de las incisiones (las más grande), por donde se saca la parte del estómago que es removido, se cierra con una sutura no absorbible, para evitar que se forme una hernia. Esto tarda unos 30 días en cicatrizar. Si haces un tipo de ejercicio que demande mucho esfuerzo, puedes desgarrar esa sutura e incrementar el riesgo de que se forme una hernia.

Nadar

A algunos les gusta nadar por hacer ejercicio cardiovascular; es muy buen ejercicio, pero tú trata de no sumergirte en el agua los primeros 15 días. Espera a que tus heridas estén completamente cicatrizadas, para que no corras riesgo de que se infecten. Luego podrás nadar o meterte al jacuzzi.

"Una cirugía exitosa no da como resultado un paciente exitoso: tu cirujano hace parte del trabajo y, para que sea exitosa, tienes que poner el resto."

Capítulo 8

Síntomas comunes, riesgos y complicaciones

Cuidado de las heridas

En general, los cirujanos colocan vendoletas Steri-strips™ sobre las heridas, que se caerán aproximadamente en una semana. No te las quites ni las muevas. Quitarlas prematuramente puede causar que la herida se abra. Te puedes bañar 24 horas después de la cirugía, pero asegúrate de estar de espaldas, de manera que el agua no golpee directamente en las heridas. Si éstas han sanado, podrás tomar un baño en la tina después de dos semanas. Es normal si se forman moretones alrededor de las heridas, pues algunas veces, durante la cirugía, los trocares lastiman un pequeño vaso. Cuando éste sangra, se produce el moretón. Tales marcas desaparecerán con el tiempo; no hay nada de que preocuparse. Si ves enrojecimiento en las heridas o sientes dolor, quizá tienes una infección. Contacta a tu cirujano, pero el enrojecimiento es normal (una circunferencia de 1 cm) y en gran medida es parte del proceso de cicatrización. En algunos casos las heridas supuran un poco de líquido. Es que el cuerpo llena con líquido el espacio que queda debajo de ellas, y éste tiende a buscar salida. Puede ser un poco incómodo y tal vez necesites ponerte unas gasas durante los primeros días. Si la cantidad aumenta mucho y las gasas son insuficientes, o si el líquido se vuelve espeso y con mal olor, contacta a tu cirujano o médico de cabecera. La mayor de las heridas (usualmente de tu lado izquierdo) es cerrada con una sutura más gruesa, por lo que es normal sentir endurecimiento, pellizco o un ligero ardor. La sensación durará mientras cicatriza, se disuelve la sutura y desaparece la inflamación.

Fugas

Una fuga es un hoyo en el estómago o los intestinos, que se conecta con la cavidad abdominal. Usualmente aparece en las primeras 2 semanas después de la cirugía y requiere atención inmediata. Para repararla, se necesita otra intervención quirúrgica y una estadía más prolongada en el hospital. Ésta es la principal razón por la que se hace la dieta postoperatoria de líquidos. ¿Por qué líquidos? Porque los se mueven con mayor facilidad a través de la manga, sin causar tensión o presión en el estómago recién en grapado o engrapado/suturado. Si comes algo que no es líquido en las primeras semanas, provocarás una gran presión en la manga que puede favorecer una fuga. La experiencia del cirujano y su técnica, combinadas con una dieta a base de líquidos durante 3 semanas, hacen que la probabilidad de una fuga casi desaparezca. Las fugas son más comunes en pacientes que se hacen una cirugía de revisión (p. ej.: revisión de Lap-Band® a manga gástrica); es decir, que ya tenían un procedimiento de obesidad o en el estómago, lo cual hace que la cirugía sea más difícil debido al tejido cicatrizado y las adhesiones. Son señales de una posible fuga el incremento de dolor abdominal, la fiebre, la sudoración, la dificultad para respirar, los escalofríos, la taquicardia, y el incremento de las células blancas en sangre. Si cualquiera de estos síntomas aparecen cuando todavía estás en el hospital, recibirás atención de inmediato. Si ya fuiste de alta y estás en casa, es muy importante que se lo notifiques a tu cirujano tan pronto como te sea posible. El diagnóstico de una fuga puede ser confirmado con una prueba de rayos X. El siguiente paso casi siempre es una nueva cirugía para corregir este serio problema. No dudes en llamar a tu cirujano por cualquier duda al respecto.

Gases e incomodidad

Este síntoma usualmente confunde porque hay dos tipos de gases que pueden incomodar después de la cirugía. El primer tipo es muy poco común; si se llega a presentar, puede durar un par de horas o hasta 6 o 12 horas, y produce dolor. Es por el gas que se utiliza para insuflar la cavidad abdominal durante el procedimiento. Cualquier laparoscopía involucra que se insufle la cavidad abdominal con CO_2. Esto ayuda a que el cirujano tenga una mejor visión de los órganos una vez que la pequeña cámara esté dentro del cuerpo. Si se intentara hacerla sin esa maniobra, es muy probable que el cirujano no pueda distinguir los órganos dentro del abdomen. Justo al terminar la cirugía, el gas es liberado por el abdomen, pero un pequeño porcentaje de éste puede quedar atrapado en la cavidad, escondido entre los órganos, los intestinos, etc. Una vez que el paciente comience a caminar y a movilizarse en su cuarto, el gas tiende a elevarse y a alojarse justo debajo del diafragma, lo cual irrita un nervio llamado frénico y provoca un dolor localizado en la parte alta del hombro izquierdo. El dolor puede durar de 6-12 horas, y es fácilmente tolerable con un analgésico suave.

El segundo tipo de dolor relacionado con el gas es debido al nuevo tamaño del estómago. Es decir, tu estómago tiene una nueva forma y capacidad, lo cual implica que, así como ahora le cabe menos comida, también le quepa menos aire o gas. En otras palabras, todas las personas tenemos gas en el estómago, pero cuando éste tiene un tamaño regular y el aire llega hasta cierto punto, podemos eructar para sacarlo. Ahora bien, en los primeros días después de la cirugía, puedes tener dificultad para manejar la sensación, de manera que si entra aire a la manga, sentirás algo de incomodidad. Usualmente les digo a mis pacientes que comparen su nuevo estómago con el de un bebé. Los bebés no saben cómo manejar la sensación de aire o gas en el estómago, por lo que los papás tienen que darles palmaditas en la espalda para que puedan expulsarlo; eventualmente, el bebé eructará. El aire entra cuando es alimentado; al no poder sacarlo, se siente incómodo y llora.

Algo semejante sucede con los pacientes recién operados de manga gástrica. Por eso, en los primeros días no se recomienda usar popotes, porque una columna de aire entraría antes de que el líquido llegue a la boca; eventualmente te puedes sentir incómodo, así que es mejor tomar directo del vaso.

Aprender a manejar de nuevo la sensación de gas en el estómago no toma mucho tiempo, aunque al inicio puedes pedirle a alguien que te dé palmadas en la espalda. ¡También puedes caminar!, es la mejor recomendación al respecto para los primeros días. Al caminar, el aire que tengas en el estómago se moverá hacia los intestinos o hacia arriba, como eructo, y dejará el estómago libre de aire. Por ello les digo a mis pacientes: ¡entre más camines, mejor te sentirás!

Incomodidad en el área de la venoclisis (suero)

Ésta es una queja muy común. Es posible que durante tu estadía en el hospital la venoclisis se infiltre, lo que sucede algunas veces cuando la vena no puede tolerar la cantidad de fluido que pasa a través de ella. Así, el fluido se fuga fuera de la vena, hacia el tejido. Esto puede provocar que el área quede muy sensible, además de un pequeño bulto duro al tacto. Puedes usar compresas tibias durante varios días (20 minutos con compresa, 20 minutos sin ella), para ayudar a que el fluido se absorba. Puedes también tomar Tylenol® para aliviar la incomodidad. No importa si demora de unos días a un par de semanas en quitarse. Si te preocupa mucho, contacta a tu médico.

Náusea y vómito

Algunos pacientes tienen algo de náusea los primeros meses después del procedimiento. Puede ser tratada de varias maneras. Tomar té verde descafeinado puede ser muy efectivo. Si la náusea es muy fuerte, contacta a tu cirujano, quien seguramente te recetará algo para disminuirlo. Si la náusea persiste, es importante que se lo hagas saber a tu doctor, ya que puede ser el síntoma de alguna condición de cuidado. Tanto la náusea como el vómito pueden ocurrir si comes demasiado rápido, si ingieres alimentos junto con líquidos, si no masticas lo suficiente, o si comes más de lo que tu estómago puede contener sin incomodar. Es de primer orden aprender a comer despacio y a masticar bien la comida. Si llegas a vomitar, deja de comer y de tomar líquidos por un tiempo, hasta que se pase la sensación de náusea. Una vez que esto suceda, comienza con líquidos durante 12-24 horas antes de comer de nuevo. Los síntomas también pueden deberse a que se incluyen nuevos alimentos. Si sucede, deja que pasen varios días antes de intentar de nuevo. Es peligroso vomitar repetidas veces, hasta el punto de que no puedas mantener líquidos. Si te pasa esto, contacta a tu doctor.

Acidez

Este síntoma puede empeorar temporalmente poco después de la cirugía debido a que el estómago tardará más tiempo en vaciarse. Comer o beber muy rápido puede producirte acidez; también los espasmos gástricos. Contacta a tu doctor si el problema continúa. Tal vez sea necesario que inicies un tratamiento. No esperes más de un día o dos para consultarlo. Ten a la mano omeprazol o pantoprazol, para el caso de que el malestar continúe una vez terminado el medicamento que te den después de la cirugía.

Hábito intestinal y diarrea

Puedes presentar diarrea durante semanas o incluso meses después de la cirugía. Recuerda que al principio sólo estarás ingiriendo líquidos, lo que puede ser la primera causa de la diarrea. Es una condición muy común en los pacientes de manga gástrica. Poco a poco, conforme cambies tu dieta, te irás mejorando. Si resulta muy problemático para ti, comunícate con tu doctor para que te recete algún medicamento. Trata de evitar los alimentos que crees que te están provocando la diarrea, como los líquidos con alto contenido de azúcar o los lácteos. Toma ablandador de heces o fibra suplementaria conforme tu dieta líquida vaya disminuyendo y empieces a incluir otros alimentos. Un medicamento de mostrador que puedes comprar es Kaopectate® o Metamucil®. No consumas Imodium® a menos que hayas hablado previamente con tu médico. Si presentas diarrea con la ingesta de líquidos proteínicos, una buena recomendación es cambiar de marca. Si, al contrario, te constipas, toma más líquidos. Si continúas constipado, añade fibra complementaria una o dos veces al día.

Caída de cabello

Puede ser que experimentes este problema. Podrías notarlo principalmente al cepillarte el cabello (la caída normal es de 75-100 cabellos al día). No te preocupes, que es normal en cualquier régimen de pérdida rápida de peso. La caída se detendrá cuando llegues a tu peso ideal y la pérdida de peso disminuya. En ese momento, el cabello te volverá a crecer. Se puede hacer un análisis de sangre si te preocupa que tengas desnutrición. Sin embargo, la mayoría de las veces la pérdida de cabello se debe a cambios hormonales en las células grasas. Algunos pacientes compran un suplemento para el crecimiento de cabello y uñas en GNC® o cualquier tienda de vitaminas. Otras opciones que pueden ayudarte a prevenir esto son:

- Co-encima Q-10
- Biotin: 300 mcg al día
- Aceite de linaza: 1-2 g al día, en tabletas, gel o aceite.
- Zinc: 50 mg al día

Recuerda, no hay pacientes operados de cirugía de obesidad calvos por la cirugía en sí. Repito: el cabello crecerá de nuevo una vez que la pérdida de peso se detenga.

El tamaño de las incisiones

Éste es uno de los casos en los que se puede decir que cuanto más pequeña sea una incisión tanto mejor. Al contrario, si es más grande, mayor probabilidad tiene de desarrollar una hernia. Después de una cirugía gástrica abierta, esta probabilidad es de 10%. Este número aumenta a 30-40% en pacientes con mucha obesidad o desnutridos. Sin embargo, cuando una cirugía se hace por laparoscopía, gracias a los pequeños instrumentos, cámara, y las pequeñas incisiones (usualmente de 1.2 cm), la probabilidad de una hernia disminuye a 1%. Esta ventaja de la laparoscopía sobre cirugía tradicional abierta ha sido demostrado una y otra vez. Si sientes algo duro debajo de alguna de las incisiones (especialmente de las más grandes) en las siguientes 2-4 semanas, no necesariamente significa que tienes una hernia. Puede estar sensible la piel alrededor. Recuerda que hay tejido inflamado y debajo de cada una de las incisiones se está formando una cicatriz. Este tejido duro y tenso se tornará suave después de 6-8 semanas.

Sensibilidad en la incisión más grande

Donde está la incisión mayor (usualmente del lado izquierdo del abdomen) se extrajo la parte del estómago que se cortó. Es posible que se mantenga más sensible y te moleste durante un tiempo, principalmente al moverte o girar. La sutura se hace más tensa para prevenir una hernia, y el cirujano decidirá si cierra con una sutura absorbible o no. Por tanto, si sientes un dolor agudo, jalón, pellizco, ardor, sensibilidad en general, hormigueo, es normal y no debes preocuparte, pues se quitará con el tiempo. Algunas veces una almohadilla eléctrica en el nivel más bajo puede ayudar. Pero si se presenta una incomodidad severa, debes contactar a tu cirujano.

Tromboembolia pulmonar

La tromboembolia pulmonar (TEP) es un coágulo que casi siempre se forma en las piernas o la pelvis y puede viajar inesperadamente hacia las arterias de los pulmones. Esto puede provocar desde una sensación de dificultad para respirar hasta falta de aliento, ritmo cardiaco acelerado, infarto y muerte. Uno de los primeros síntomas es el dolor de piernas. La probabilidad de que una TEP sea fatal es muy baja. Los factores de riesgo son varios: obesidad, tabaquismo, cirugías de alto riesgo, cáncer, anticonceptivos orales, edad mayor a 40 años, trauma, embarazo, infarto, falla cardiaca, derrame cerebral, venas varicosas, problemas de coagulación y/o trastorno de hipercoagulación.

Como cirujanos, ayudamos a minimizar la probabilidad un TEP implementando varios métodos, como vendaje en piernas, y la compresión neumática de miembros inferiores durante la cirugía, para mantener activa la circulación de las piernas. Otra medida es el suministro de heparina de bajo peso molecular o medicamentos similares. Es importante que sepas que caminar justo después de la cirugía tiene un gran beneficio.

Debes continuar la actividad en casa.

Mantenimiento de la manga gástrica

La manga gástrica difiere de la banda gástrica porque no requiere mantenimiento, lo cual quiere decir que no necesitarás ajustes ni sufrirás erosión o deslizamiento porque no tienes una banda. Además, requiere menos "mantenimiento" que los procedimientos de mala absorción, como el bypass gástrico, pero aun así es importante cuidar tu cuerpo y tu manga. Nosotros recomendamos a todos nuestros pacientes que se hagan exámenes anualmente aunque no tengan ningún síntoma. Estos exámenes son para verificar que no tengas anemia, niveles de glucosa en sangre, el estado del hígado los niveles de hierro, evidencia de deficiencia de vitaminas, entre otras cosas. Esto ayuda a evaluar tu condición nutricional y la necesidad de hacer algún cambio en tu dieta o suplementos alimenticios. Cuando vayas a hacerte los exámenes, recuerda ir en ayuno y sin tomar suplementos y vitaminas desde 3 días antes.

Exámenes postoperatorios de laboratorio recomendados

Los exámenes anuales que recomendamos después de la cirugía son:

- Biometría hemática completa
- Tiempo de protrombina y de tromboplastina parcial con INR
- Hierro, ferritina, transferrina
- Carnitina, folato, vitamina A, vitamina B-6,

vitamina B-12, vitamina D, Zinc

- Perfil de lípidos: Triglicéridos, LDL, VLDL, HDL, Colesterol

Capítulo 9

Preguntas frecuentes

Fue muy importante para mí dedicar una sección a las preguntas frecuentes sobre el procedimiento, para que el libro sea resulte útil. Aquí tienes las más comunes.

Fase preoperatoria

1. Ésta es mi última opción. ¿Y si no funciona?

Bajarás de peso con la manga gástrica. Lo único que tienes que hacer es seguir los lineamientos que te dará tu cirujano. Perderás el peso que necesitas para tener un estilo de vida más saludable.

2. ¿Cuánto peso perderé?

Esto depende principalmente del paciente, pero también de la técnica del cirujano. Conmigo será de 65-90% del sobrepeso que tengas. Entre más sobrepeso tiene el paciente, más peso perderá.

3. ¿La manga gástrica garantiza que bajaré de peso rápidamente?

El objetivo de todos los procedimientos de obesidad es bajar más de peso de lo que bajarías con una dieta y ejercicio por sí solos. La pérdida de peso con la manga gástrica es similar en general a la del bypass gástrico y más rápida que con la banda gástrica. La cantidad de peso depende mucho de cada paciente, pero en promedio es progresiva y sostenida. Como dije, entre más pese el paciente, más tiene que bajar, por lo que la pérdida de peso será más rápida. En promedio, un paciente con la manga gástrica pierde entre 1-2 kg por semana. Puede haber periodos en que la pérdida de peso se detenga. Estos "estancamientos" son normales y le dan tiempo al cuerpo para adaptarse al nuevo peso.

Normalmente, en estas etapas el paciente baja más de talla que de peso.

4. ¿Puedo convertir mi manga gástrica en otro procedimiento en un futuro?

Sí. La manga deja la opción para un bypass gástrico o un switch duodenal. Son cirugías que involucran mala absorción, redireccionamiento de los intestinos, y tienen más tendencia a la deficiencia vitamínicas que con un procedimiento puramente restrictivo, como la manga. Se ha demostrado que la conversión a otros procedimientos o revisión es más posible en pacientes con un IMC mayor a 50 o cuando se utilizó un *bougie* más grande.

5. ¿Se me caerá el cabello?

Esto puede pasar o no, ya que está relacionado con la pérdida de peso, pero puedes perder más si llenas tu manga con comida de baja calidad; es decir, con pocos o nada de los nutrientes que el cuerpo necesita. Debido a que el paciente tienen un estómago de muy baja capacidad, si come algo que no es nutritivo, para cuando quiera sentarse a comer algo que sí lo es, la manga ya estará llena a su límite. Si el cabello efectivamente comienza a caerse, se recomienda tomar suplementos para ayudar a detener el proceso y a que crezca el cabello. Lee más sobre caída de cabello en la sección de síntomas comunes de este libro.

6. ¿Qué puedo hacer para mejorar mi salud y estar en condiciones óptimas para la cirugía?

Haz ejercicio cardiovascular e infla globos (10-20 al día).

7. ¿Tendré que dejar de tomar medicamentos para hacerme la cirugía? ¿Cuánto tiempo antes?

En general no tienes que dejar de tomar medicamentos, a excepción de AINES (Advil®, Motrin®, naproxeno, diclofenaco, etc.), Aspirina®, Plavix®, entre otros. Con anticipación pregúntale a tu médico si tienes que dejar de tomar ciertos medicamentos y cuánto tiempo antes.

8. ¿Puedo tomar vitaminas hasta el día de la cirugía?

No hay ningún problema con las vitaminas porque no interfieren de ninguna manera con el procedimiento.

9. ¿Tengo que hacer algo en particular antes de la cirugía, como ayunar, tomar laxantes?

No. Lo único necesario para la cirugía es ayunar 8 horas antes.

10. ¿Qué podría retrasar o cancelar mi cirugía?

Puede haber varias causas para el retraso de la cirugía, como resultados de laboratorio que la hagan riesgosa o insegura, o una fuerte infección debido al moco y las secreciones, lo cual pueden dificultar el trabajo del anestesiólogo al intubar y mantener seguro al paciente durante la cirugía. Por este motivo, sería apropiado retrasar la cirugía hasta que la infección ceda.

11. ¿Puedo embarazarme después de la cirugía?

¡Sí! Muchos ginecólogos les recomiendan este procedimiento a pacientes que buscan embarazarse y no pueden por problemas de obesidad o el síndrome de ovarios poliquísticos. Después de hacerse la manga gástrica, el síndrome de ovarios poliquísticos se resuelve en la mayoría de los casos, y las pacientes pueden embarazarse y tener ciclos menstruales regulares. No recomiendo embarazarse en los 12 meses siguientes a la cirugía, aunque me han tocado casos de pacientes que lo han hecho. Toma tus vitaminas y suplementos y el embarazo progresará normalmente.

12. ¿Soy demasiado viejo o joven para la cirugía?

Los lineamientos generales estipulados por la Sociedad Americana de Cirugía Bariátrica y Metabólica (ASMBS, por sus siglas en inglés) dicen que los pacientes deben tener entre 18 y 64 años para someterse al procedimiento, pero hemos visto adolescentes más jóvenes con resultados increíbles, y de igual manera hemos tenido pacientes mayores de 64 años. Éste es un lineamiento, no una regla, y el cirujano analizará cada caso en particular.

Hospitalización

1. ¿Qué es un *bougie*?

Bougie es el término utilizado para referirse al tubo calibrador. El cirujano utiliza este tubo normalmente durante la cirugía. Mientras el paciente está bajo anestesia y durante el procedimiento, un tubo o *bougie* es insertado por la boca, hacia el esófago y el estómago. Cada *bougie* tiene cierto tamaño de diámetro o talla. La talla se expresa en la unidad "French" o "Fr". Esta unidad de medición es utilizada muy comúnmente en equipo médico, como catéteres, drenajes, etc. 1 Fr = 0.333 ml, 2.54 cm = 76.2 French. Este bougie se utiliza como patrón para cortar el estómago del tamaño adecuado para la mayor pérdida de peso posible y para que el paciente reciba todos los nutrientes necesarios. Una vez terminado el procedimiento y antes de que el paciente despierte de la anestesia, el anestesiólogo retira el *bougie*.

2. ¿Cómo se cierran las incisiones? ¿Grapas? ¿Switches? ¿Suturas?

Esto varía de cirujano a cirujano, pero en la gran mayoría de los casos se cierran con suturas subdérmicas (debajo de la piel) de material absorbible, y después se ponen los Steristrips®. Estas suturas se autoabsorben, dejando las incisiones casi libres de mantenimiento.

3. ¿Quitan la vesícula y/o el apéndice?

No hay indicación de quitar la vesícula u otro órgano durante la cirugía, a menos que exista un motivo específico para hacerlo. Si tienes piedras en la vesícula, se puede hacer la manga gástrica y retirar la vesícula al mismo tiempo; de otra manera, no es recomendable.

4. ¿Dónde quedarán las incisiones?

El número de incisiones
depende de la técnica
del cirujano. Se hacen
normalmente 5 o 6. En
la fotografía se aprecia
el lugar de cada una.

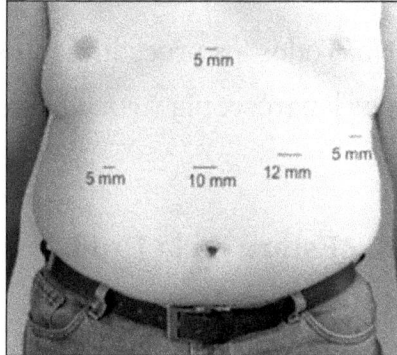

5. ¿Cuánto tiempo estaré en cirugía?

Esto depende de varios factores, como el IMC, el
cirujano y su equipo. La cirugía en pacientes con un
IMC menor de 45, usualmente es mucho más sencilla
que en los que tienen un IMC mayor, debido a la grasa
visceral, la cual se acumula alrededor de los órganos
dentro del abdomen y menos espacio para trabajar.
Nuestro tiempo promedio de cirugía es de 35 minutos.
En pacientes con un IMC mayor o escenarios más
complejos, puede ser de hasta una hora.

6. ¿Tendré un tubo nasogástrico cuando despierte de la cirugía?

No. No hay necesidad de utilizarlo.

7. ¿Me pondrán epidural?

No. Todos los procedimientos de obesidad se realizan por laparoscopía y con anestesia general.

8. ¿Estaré en la Unidad de Cuidados Intensivos?

No, a menos que hay condiciones preexistentes que requieran del soporte de los cuidados intensivos. Cerca de 99% de nuestros pacientes no lo requieren.

9. ¿Me canalizarán?

Utilizamos la venoclisis por un periodo de 24 horas, una vez que empieces a sorber el hielo picado. Después de eso dejamos un sello venoso en caso de que sea necesario accesar a la vena, pero si no hay motivo para dejarla (dolor o náusea), se retira completamente.

10. ¿Me pondrán una sonda para orinar?

No. Debido a que la cirugía se realiza en menos de una hora, no hay necesidad de una sonda. Se les pide a los pacientes que vayan al baño antes de entrar a cirugía.

11. ¿Tendré tubos de drenaje después de la cirugía?

Normalmente no ponemos drenajes en la manga gástrica. Sólo se colocan en pacientes con previos procedimientos gástricos o si hacemos una revisión (de banda gástrica a manga gástrica). Esto varía de cirujano a cirujano. Puede ser un tema un tanto controversial.

12. ¿Necesitaré una faja después de la cirugía?

No hay necesidad de ningún tipo de faja o vestimenta después de una cirugía laparoscópica.

13. ¿Qué tan pronto podré sorber hielo después de la cirugía?

En nuestra práctica los pacientes comienzan a hacerlo a las 24 horas, pero puede variar de cirujano a cirujano. El hielo tiene dos principales funciones: 1) mantenerte hidratado, y 2) reducir el tejido inflamado. Es valioso hacerlo antes de la prueba, para ver si hay fuga y tener una mejor imagen y visualización de la nueva manga.

14. ¿Cuándo podré tomar agua?

Nosotros autorizamos el consumo de agua al día

siguiente de la cirugía.

15. ¿Qué tan pronto debo empezar a caminar y qué tanto?

Usualmente los pacientes se levantan para ir al baño a las 2-3 horas después de la cirugía y comienzan a caminar desde ese momento. A las 24 horas, les pedimos que caminen por los pasillos, 2 o 3 vueltas cada 30 minutos más o menos. Caminar es el mejor remedio; entre más camines, mejor te sentirás.

16. ¿Cuánto tiempo tengo que permanecer en el hospital?

Dependiendo de la preferencia del cirujano. La estadía promedio para una manga gástrica es de 24-48 horas.

17. ¿Me tengo que quedar en el hospital hasta que haya podido ir al baño?

No es necesario. Recuerda que muchos pacientes siguen una dieta líquida desde un tiempo antes de la cirugía, y la continúan después; por tanto, como no tienen nada sólido en el tracto digestivo, en ocasiones no van al baño en 3-5 días.

18. ¿Hay algún motivo por el que la cirugía se cancele cuando ya esté en el quirófano?

Debido a que la cirugía se hace por laparoscopía, el primer campo de visualización del abdomen se tiene al insertar la pequeña cámara. El principal problema con el que podemos encontrarnos es un hígado graso muy agrandado (esteatosis hepática), que no permite tener un buen campo de visualización ni de trabajo. Esto está relacionado con el incumplimiento de la dieta líquida preoperatoria. Hay otros motivos que podrían contribuir a la cancelación la cirugía, como encontrar un tumor, pero esto raramente se presenta.

19. ¿Vomitaré mucho?

Uno de los grandes temores de los pacientes es vomitar después de la cirugía, por el esfuerzo que implica para el estómago, mas nuestro claro objetivo es hacer la recuperación lo más fácil posible, con medicamentos altamente eficientes para prevenir la náusea durante la estadía en el hospital, lo cual resulta en la mayor parte de los casos en una recuperación libre de este síntoma.

Fase postoperatoria

1. ¿Cómo sabe mi cuerpo cuándo debe dejar de perder peso?

La manga gástrica funciona de manera diferente, en lo que concierne a la pérdida de peso, en comparación con el bypass gástrico y el switch duodenal. Éstos hacen perder mucho peso, pero dificultan que se mantenga debido a que el componente intestinal no permite absorber 100% de los nutrientes consumidos. Con la manga gástrica es necesario que usted se esfuerce para lograr su meta. Como se ha explicado en otra pregunta, el procedimiento no te hará perder peso de más, así que tal vez quedes con algo de sobrepeso.

2. ¿Qué tanto se estirará o crecerá mi manga?

Esto depende del tamaño del *bougie* usado, pues éste funciona como patrón. En otras palabras, entre más grande sea el *bougie*, más grande quedará el estómago y más se podrá estirar o crecer. Se ha demostrado que con un *bougie* 32 Fr se baja de peso lo suficiente como para que no haya problemas de que la manga quede demasiado angosta. Ésta se estirará o crecerá muy poco con el tiempo, pero nunca llegará a tener el mismo tamaño del estómago antes de la cirugía. El tamaño de *bougie* para la cirugía varía entre 28-60 Fr. Actualmente utilizamos uno de 32 Fr.

3. ¿Tendré que hacer dieta siempre?

No. Los pacientes de manga gástrica pueden comer básicamente lo que quieran; lo que cambia es la capacidad del estómago, a diferencia de otros procedimientos, como la banda gástrica, con la cual frecuentemente se sienten mal o vomitan mucho.

4. ¿Qué porcentaje de proteínas, carbohidratos y grasa debo consumir después de haber sido sometido a la cirugía?

Básicamente es lo mismo que antes de la cirugía: 45-65% de tu consumo de calorías diarias deben ser carbohidratos; 20-35%, de grasa, y 10-35%, de proteínas. Los pacientes deben ingerir primero la proteína. Mientras el paciente baja de peso, tratamos de enfocarnos en que se reduzca la grasa, no el músculo. Por eso es importante que no llenes tu manga de carbohidratos o grasa, sino de proteína.

5. ¿Cuánta proteína al día debo consumir?

La recomendación actual para un adulto es consumir 1 gr al día de proteína por kilo del peso ideal. Esto significa que si tu peso ideal es de 70 kg, debes consumir 70 gr de proteína al día.

6. ¿Se permite el alcohol después de la cirugía?

El consumo de alcohol no es recomendable porque tardará más en metabolizarse: aumenta más rápido su nivel en sangre y se queda más tiempo en un paciente bariátrico. Cuando los pacientes insisten, recomiendo pequeñas cantidades, pero una vez que su peso se ha estabilizado o hayan llegado a su peso meta (después de 12-18 meses). Aun así, les advierto que corren el riesgo de emborracharse con muy poca cantidad y tardar mucho más tiempo en recuperar la sobriedad.

7. ¿Por qué los líquidos son tan importantes?

Los líquidos son muy importantes desde el primer día después de cirugía. Los primeros 3-4 días el paciente puede batallar un poco para ingerir el líquido necesario, debido a que la manga estará muy inflamada. Esto es normal por lo reciente de la cirugía. Conforme la inflamación vaya bajando, se debe encontrar la manera de consumir el líquido indicado. Lo mejor es tener a la mano un termo de agua, Gatorade®, Cristal Light®, etc. Con un pequeño trago cada 2-3 minutos está bien. Durante ese tiempo le das oportunidad al líquido de llegar a través de la manga hasta los intestinos. Si lo haces más seguido provocarás que se acumule en la manga, haciéndote sentir una incómoda sensación. Esto puede también provocar náusea y/o dolor de estómago. Otra cosa que debes evitar es tomar líquidos con popote. El motivo principal es que ingerirás una columna de aire antes de que el líquido llegue a tu boca. Este aire puede llegar a tu estómago y provocar una sensación incómoda, como náusea, dolor, sensación de estar muy lleno, etc. Te sugiero tomar directamente de un vaso o de un termo de deporte, diseñado para evitar el consumo de aire. Debes enfocarte en tomar 2 litros de líquido al día. La única manera de saber si realmente estás tomando esa cantidad es midiéndola. Te recomiendo tener el termo contigo en todo momento. De esta manera, te puedes presionar para tomar un poco más hasta llegar a tu meta diaria. También es importante mantenerte apartado del calor. Siempre les digo a mis pacientes que sobre todo la primera semana deben estar en lugares que tengan aire acondicionado. Si quieres estar afuera, tienes que esperar a que baje el sol, a menos que vivas en un lugar fresco. Sudar puede provocarte deshidratación, especialmente si sólo estás ingiriendo el mínimo de los requerimientos diarios.

8. ¿Tendré constipación después de la cirugía?

Normalmente no hay cambio en los hábitos intestinales de los pacientes, pero, principalmente en la fase inicial de dieta líquida, pueden presentar diarrea o un cambio en la frecuencia de los hábitos intestinales. El principal motivo de esto es que sólo están ingiriendo líquidos. Como no hay nada sólido en los intestinos, pueden tener diarrea. Si presentan constipación una vez que comienzan a comer sólidos, es muy probablemente que sea por falta de ingesta de líquidos. Éste es otro de los motivos por los cuales te decimos que es importante llevar la cuenta de cuanto líquido consumes al día.

9. ¿Debería tomar vitaminas? ¿Cuáles?

Éste era un tema controvertido cuando comencé a hacer la manga gástrica. Al día de hoy, la respuesta es sí. Debes tomar vitaminas, especialmente durante los primeros 8-12 meses después de la cirugía, periodo en el que pierdes más peso. Ayudará a tu cuerpo a tener todos los nutrientes necesarios, aun cuando no estés comiendo mucho. Les recomiendo a mis pacientes que compren los suplementos en forma de tabletas masticables o de líquido, así como consumir vitamina B12, calcio y vitamina D. Para más información sobre este tema, ve a la sección de vitaminas.

10. ¿Mi manga podría reventarse o abrirse durante un vuelo?

No. Recuerda que tu manga gástrica es tu estómago. Lo único que cambiará después de la cirugía es la capacidad y la sensación de hambre; ambas disminuirán significativamente.

11. ¿Cuándo podré tener relaciones sexuales?

Cuando te sientas bien para hacerlo. Es muy importante que los pacientes sepan que tener relaciones sexuales no provoca ruptura de la manga o desprendimiento de una grapa; tampoco una fuga. No interfiere de ninguna manera con la manga. Cuando te sientas bien, podrás reanudar su actividad sexual.

12. ¿Las grapas de la manga activarán el detector de metales en los aeropuertos?

No. La cantidad de titanio es tan pequeña que no la ven

los detectores. Aun así, les recomendamos a nuestros pacientes que viajen con un carnet médico que especifique la cirugía a la que se sometieron y que tengan disponible el teléfono de su cirujano.

13. ¿Las grapas se desintegrarán o permanecerán en el cuerpo para siempre?

Las grapas están hechas de titanio. No se desintegrarán nunca. Lo que el paciente debe entender es que la función de las grapas es hacer que el estómago se mantenga cerrado mientras cicatriza (15-21 días). Después, permanecerán en el mismo lugar donde se colocaron. Son 100% biocompatibles y nunca provocarán problemas.

14. ¿Pueden hacerme una resonancia magnética justo después de la cirugía sin que las grapas de titanio sean un problema?

Sí, aunque hay algunos expertos en radiología que recomiendan esperar 2 meses. Después de este tiempo, es totalmente seguro hacerse este tipo de pruebas, ya que la cantidad de titanio en el cuerpo es muy pequeña y el estómago estará cicatrizado.

15. ¿Puede haber una fuga al año de la cirugía?

No. El riesgo mayor de que se presente una fuga es en las primeras horas y días después. Una vez que el proceso de cicatrización de la manga termine, el riesgo de una fuga pasa, aunque algunos pacientes, incluso antes de la cirugía, pueden desarrollar una úlcera, que es muy diferente de una fuga.

16. ¿Cómo se hace la prueba para verificar la presencia de una fuga después de la cirugía?

Una de las maneras más simples es hacer un estudio de rayos X con un dispositivo de fluoroscopía, que da una imagen continua mientras el paciente ingiere un material de contraste especial. Este material se ve claramente en la imagen y se puede seguir su trayectoria a través de la manga. Si hubiera una fuga, el líquido no seguiría el trayecto correcto. Hay otros métodos para buscar fugas, como una tomografía computarizada, que determina la anatomía del estómago igualmente con rayos X y, en algunas ocasiones, líquido de contraste.

17. ¿Por qué es tan importante la proteína?

Si los pacientes no tienen cuidado de ingerir la proteína

suficiente, pueden empezar a perder tejido muscular, en lugar de la grasa que tienen almacenada. Debe ser de lo primero que ingieran en el momento de sentarse a comer, pues no les cabrá mucho alimento.

18. ¿Cuántos gramos de proteína debo comer?

Esta pregunta tiene muchas posibles respuestas, ya que hay divergencias entre los expertos en nutrición. En general, una buena cantidad es .6-1.0 g por kilo de tu peso ideal. Para mayor información, ve a la sección sobre la dieta o guía nutricional postoperatoria.

19. ¿Cuánto tengo que esperar después de la cirugía para volver a tomar mis medicamentos?

Después de ser dado de alta puedes tomar los medicamentos acostumbrados, pero no más de dos al mismo tiempo. Te recomendamos que los tomes cada 45 minutos. Si son cápsulas o cápsulas de gel, no hay problema, porque tienen una capa que se deshace y libera el medicamento una vez que llega al estómago. Las tabletas sólidas mayores a un M&M, se toleran mejor si se hacen polvo o se parten a la mitad. Si son más pequeñas, puedes tomarlas enteras.

20. ¿Cuáles son las instrucciones más comunes al ser dado de alta?

Tu cirujano o alguien de su equipo te dará información que es muy importante que sigas. En mi caso, vemos contigo el paquete de alta, que incluye papelería del hospital, recetas y medicamentos (que se entregarán en ese momento). También explico rutinas a seguir durante las próximas semanas, que son extremadamente importantes: dieta, actividad física y ejercicio, cuidado de las heridas, etc. Es muy importante que expongas todas las dudas que tengas antes de irte a casa. Siempre recomiendo escribirlas durante la hospitalización, para que no se olviden.

21. ¿Cómo debo comer justo después de la cirugía y en mi vida postoperatoria?

Recuerda que la dieta inicial es la de líquidos claros; después será la de líquidos, y así irá progresando hasta incluir dieta blanda y después comida regular. Para mayor información, te recomiendo ir a la sección de guía postoperatoria.

22. ¿Tendré diarrea después de la cirugía?

Esto depende de cada paciente. Pero tener diarrea no

significa que estés enfermo, sencillamente se debe a que lo único que ingieres son líquidos. Si no entran sólidos a tu cuerpo, no saldrán sólidos de él. Si la situación resulta muy incómoda, contacta a tu médico.

23. ¿Qué es lo más importante de mis cuidados postoperatorios?

Lo más importante sin duda alguna es la dieta postoperatoria, que garantizará que la manga sane de manera óptima.

24. ¿Debo esperar subir algo del peso perdido?

Como con cualquier procedimiento bariátrico, puedes subir algo del peso perdido si no sigues los lineamientos. Si los sigues, el procedimiento trabajará contigo y mantendrás el peso que hayas bajado.

25. ¿Hay medicamentos que ya no podré tomar después de la cirugía o que mi cuerpo no absorberá normalmente?

Una vez que tu estómago cicatrizó, puedes tomar prácticamente cualquier medicamento anterior a la cirugía. Sin embargo, no recomendamos los llamados antiinflamatorios no esteroideos (AINES) como el ibuprofeno, el naproxeno, etc., ya que irritan mucho la mucosa. Si tienes dudas, habla con tu médico, para que te explique cuándo podrás reiniciar tus tratamientos y cómo.

26. ¿Me sentiré mal si como carbohidratos (azúcares) o comida muy grasosa?

Usualmente los pacientes no se sienten mal comiendo diferentes tipos de comida, ya que la única alteración en su cuerpo es el tamaño de su estómago y la disminución del apetito. El síndrome *dumping* se ve en pacientes que se hacen el bypass gástrico. Con esta condición el paciente siente una elevación del ritmo cardiaco, palpitaciones, debilidad, sudoración y mareo, debido a que el alimento pasa al intestino delgado básicamente sin digerir. Hay estudios que reportan un pequeño porcentaje de pacientes de manga gástrica que experimentan estos síntomas al ingerir carbohidratos.

27. ¿Qué porcentaje de calorías y grasa absorberá mi cuerpo después de la cirugía?

Tu cuerpo absorberá 100% debido a que tus intestinos no han sido modificados, como con el bypass gástrico. El estómago digerirá el alimento y los intestinos absorberán los nutrientes como siempre, por lo que normalmente no hay deficiencias vitamínicas, como con el bypass gástrico o el switch duodenal.

28. ¿Qué tipo de ejercicio se recomienda y en cuál de las etapas postoperatorias?

El ejercicio cardiovascular es de gran ayuda después de la cirugía. Recuerda no extralimitarte en las primeras semanas, porque la manga estará inflamada y no podrás ingerir muchos fluidos a la vez. Evita deshidratarte. Yo les recomiendo a mis pacientes una combinación de ejercicio cardiovascular y levantamiento de pesas pasado un mes y medio de la cirugía.

Capítulo 10

Testimonios

Misty (revisión de Lap-Band® a Manga Gástrica)

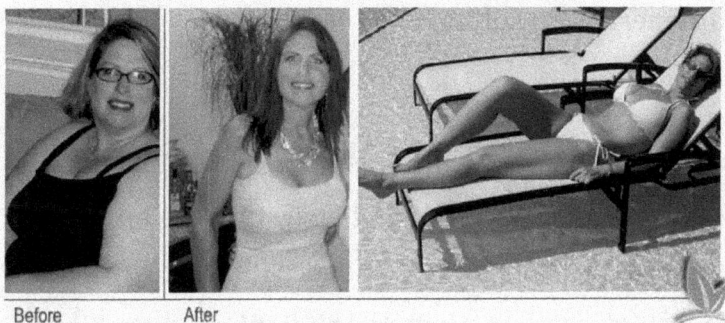

Before   After

Adoro ir de compras, probarme lo que está de moda. Con excepción de unas cuantas cosas, todo me queda, y ¡me veo bien! No hace mucho y durante la mayor parte de mi vida adulta, ir de compras era terrible; era verme en los espejos de los vestidores mientras trataba de entrar en una talla 18 a sabiendas de que la talla 20 era única opción.

¿Y trajes de baño? ¡Por favor! No usé uno en una

década entera. Era deprimente. Ir de compras me hizo ver la realidad. Tenía obesidad mórbida. Mi peso había fluctuado de unos saludables 72 kg hasta unos horribles 127 kg. Tenía ropa de varias tallas, desde la 10 hasta la 22, ¡todo en el mismo closet! También tenía ropa que llevaba 10 años en la esquina oscura de mi closet esperando a que por fin bajara esos kilos de más. Me rehusaba a deshacerme de ella. Según yo, sería como apagar la luz de la esperanza de ganar la única lucha que no había podido ganar: bajar de peso y mantenerme sin subir.

Había bajado y subido los mismos 20 kilos una docena de veces. Probé Weigth Watchers® (4 veces en diferentes ocasiones, en 3 ciudades diferentes), Jenny Craig® (2 veces, en 2 estados diferentes), dieta líquida Medifast® (casi termino en el hospital porque estaba muy débil y terriblemente anémica), tantas membresías de gimnasios que perdí la cuenta, incluso un entrenador personal, al cual nunca conocí. Había pagado 10 sesiones en anticipo porque estaba segura de que ésa sería la vez que lograría bajar todo ese exceso de peso y milagrosamente lo mantendría abajo. Tenía fotos de actrices recortadas de revistas para usarlas de inspiración. Incluso llegué a comprar ropa una talla más chica, como motivación, segura de que esa vez sería diferente... pero nunca lo logré. Los pocos miembros de mi familia que eran delgados me decían que sólo me hacía falta fuerza de voluntad, que no estaba intentando lo suficiente, que necesitaba ser más fuerte... ahora sé que me apropié de la evolución biológica que tuvieron que enfrentar mis antepasados en tiempos de hambruna, y que mi genética había ganado. Así me mantuve 20 años, y llegué a un punto en mi vida en el que decidí tomar cartas en el asunto y subir de nivel. Estaba cansada de estar enferma y cansada.

Justo antes de mi cumpleaños 40, tomé la decisión. Empecé a investigar sobre cirugía para bajar de peso, y encontré al Dr. Álvarez. Lo elegí a él por varios motivos. Uno de ellos fue que mi seguro médico se negó a pagar por la cirugía. Podía estar cien por ciento segura de que esta opción era para mí y funcionaría, pero mi seguro decía que había una cláusula de exclusión en la póliza. A los peces gordos que escribieron esos planes de seguros y hacían cuentas en sus elegantes oficinas no les importaba con qué tanta desesperación argumentara mi caso (usualmente logro resolver este tipo de situaciones porque soy una persona muy persuasiva, e insisto e insisto hasta que logro lo que quiero). Pero no cedían. Como yo tendría que pagar por mi cirugía, hacerla en los hospitales de mi área quedaba fuera de mi alcance. Yo no tenía $15,000 dólares o más, pero me di cuenta de que en México podía conseguir algo que quedara al alcance de mis manos, por lo que comencé a investigar a fondo. El Dr. Álvarez tenía testimonios increíbles en internet. Otros pacientes que habían ya tomado este camino hablaban con gran entusiasmo de lo maravilloso que había sido el doctor, de lo emocionados que estaban, etc. Una de dos, o les pagaba a todas estas personas para que dijeran todo eso sobre él, o realmente era todo lo que decían... Y decidí averiguarlo personalmente.

Llamé y dejé un mensaje. Una hora más tarde, él personalmente me regresó la llamada. Sonaba muy educado, compasivo, y fue paciente con todas mis preguntas. Cuando les dije a un grupo selecto de mi familia sobre mi idea de someterme a una cirugía en México, pude ver la cara de horror en sus rostros. Me dijeron que definitivamente me había vuelto loca, y que de seguro despertaría en el callejón trasero de un bar con un solo riñón. Escuché historias de terror: que reutilizan el material quirúrgico sin esterilización, para ahorrar dinero; una de las mejores (aparte de la del riñón robado), que el doctor sólo me haría un par de incisiones, las suturaría y me haría creer que me había hecho la cirugía; por supuesto, se quedaría con todo mi dinero; que esto, que lo otro, que el primo del amigo del vecino del tío del sobrino le había platicado que a un amigo suyo le había pasado tal y cual, etcétera.

Eso sí, ninguna de las historias que escuché decía que era una buena idea irme a operar a México.

Como la mujer terca, independiente, fuerte y renegada que siempre he sido, me dejé llevar por mi intuición, la cual había sido muy precisa hasta el momento. Me fui manejando de Dallas a Eagle Pass, Texas, para someterme a la cirugía. Tengo que aceptar ante todos ustedes, lectores, que tenía miedo, porque nunca había conocido a alguien que se hubiera sometido a alguna cirugía en México.

Me puse la banda gástrica Lap-Band® con el Dr. Álvarez el 15 de marzo del 2007. Temprano, esa misma mañana, una prima suya me recogió en el hotel de Eagle Pass, para cruzar la frontera. Cuando la vi, mi primer pensamiento fue: "Bueno, se ve normal" (¡perdón, Rosie!). Al llegar, quedé impresionada con el joven y guapo Dr. Álvarez, de contagiosa sonrisa e increíble carisma. Conocí a varias mujeres de Texas. Dos hermanas y su mamá se habían operado dos días antes y se estaban preparando para su regreso a casa. Una de ellas, maestra, pudo notar mi nerviosismo. Se acercó a darme unas palmada en la espalda y a platicar conmigo, para calmarme. Me sentí más tranquila después de hablar con ella. Luego me puse mi bata de hospital y me senté a esperar. Después de los exámenes de sangre de rutina y otras cosas, me llevaron al quirófano. El momento de la verdad había llegado, y mi actitud de renegada comenzó a desvanecerse. Empecé a llorar... tenía tanto miedo... Tomé con fuerza una foto de mis hijos que había llevado conmigo, para darme fuerza. Se la mostré al Dr. Álvarez antes de que el anestesiólogo me durmiera, como queriendo demostrarle lo importante que era ser la madre de estos pequeños niños... "así que, por favor, no me robe un riñón ni me tumbe en un callejón". Fue de esos momentos de la vida que recuerdas con detalle cuadro por cuadro. El doctor limpió mis lágrimas y me dijo: "No malgastes tus lágrimas aquí, guárdalas para algo que sea realmente importante, porque de aquí vas a salir muy bien". Me desperté un par de horas después, en mi cuarto de hospital, e inmediatamente me levanté a caminar. Fue así de sencillo. No he tenido buenas experiencias de mis anteriores cirugías, pues la anestesia siempre me provocaba una terrible náusea y vómito, pero, por primera vez en mi vida, no sentía nada de eso. Manejé a Dallas al siguiente día, y comencé mi dieta líquida.

Después de unas 6 semanas tuve mi primer ajuste de banda. Encontrar a un doctor que me hiciera un ajuste a una banda puesta en México fue en realidad muy fácil. Muchos estaban dispuestos a hacerlo. Cobrar 200 dólares por 5 minutos de trabajo llenando la banda de agua es una mina de oro para unos cuantos doctores jóvenes. Bajé cerca de 36 kilos con la banda, pero no sin sufrir problemas de reflujo gástrico y comida atorada. Estaba completamente decidida a bajar de peso, así que me aguanté las inconveniencias y la incomodidad. La situación se fue convirtiendo en una molestia, y la lista de alimentos que no podía consumir iba creciendo más que la lista de los permitidos. La inconsistencia diaria era frustrante. Un día tenía buena restricción y podía comer sólo cantidades pequeñas de alimento, y en otros días, especialmente antes de que llegara mi periodo, la banda parecía estar más abierta y podía comer igual que antes de operarme. Después, sin un motivo aparente, tenía tanta restricción que sólo aceptaba el agua. Después de haber gastado más de

$2,000 dólares en ajustes y desajustes por cerca de un año, lo que me ahorré por no hacerme la cirugía de la manga gástrica ya se habría gastado. Ésta fue una lección muy cara para mí.

El reflujo gástrico y el vómito me obligaron a buscar a un gastroenterólogo. Por las noches, dormía mal y casi sentada, por el reflujo, que me hacía brincar y correr a escupirlo. Esto comenzó a afectar mi vida diaria. Si tenía menos fluido en la banda, entonces no bajaría de peso porque no habría restricción, así que me aguanté y sufrí estos problemas hasta que me hicieron una endoscopía. Me había dañado tanto el esófago que me diagnosticaron síndrome de Barrett, una condición precancerosa. Contacté al Dr. Álvarez. Después de hablarlo calmadamente con él, decidí hacerme la manga gástrica.

En el Día de Gracias del 2008, me hice la manga gástrica con el Dr. Álvarez, de nuevo en México. Como ya había pasado por esto, ya no estaba nerviosa ni con miedo. Sabía que estaba en buenas manos, y ya había recomendado a muchos amigos y familiares con el Dr. Álvarez durante el año que tuve la banda y bajé de peso. Después de 2 noches rutinarias en el hospital, regresé a Dallas con la dieta líquida de nuevo por unas semanas, y comencé mi vida regular de nuevo, pero esta vez de manera permanente. No había nada en mi lista de alimentos no permitidos. Podía comer ensaladas, espárragos, pan, pasta, pero esta vez tenía la manga gástrica o, como yo le llamo, "la policía alimentaria", que te dice cuando ya comiste suficiente.

Dos años han pasado desde que me hice el procedimiento. Mantengo un muy saludable peso para mi altura de 1.80 m, de 75-78 kg, y uso talla 10 cómodamente. Mantener mi peso ha sido realmente fácil. Si siento mis pantalones un poquito apretados, sólo dejo a un lado un poco los carbohidratos y me concentro en comer mi proteína y mis vegetales, me mantengo en mi talla perfectamente. Ha sido realmente fácil y sin necesidad de esforzarme, como lo tuve que hacer la mayor parte de mi vida adulta con las dietas "yoyo". El Dr. Antes de la cirugía, el Dr. Álvarez trató de hacerme entender que la manga era una mejor opción que la banda, pero la diferencia de precio en ese momento era muy importante para mí. Terminé pagando lo que costaba la manga gástrica en el primer año, con tantos ajustes y desajustes.

Estoy tan agradecida que, entrando en la segunda mitad de mi vida, me puedo enfocar en vivir, no en tratar de bajar de peso y en soñar con todas las cosas que podría hacer si no tuviera tanto sobrepeso. La comida siempre será mi droga y mi mecanismo para sobrellevar los momentos estresantes (¡Aunque estoy trabajando para que no lo sea más!), pero con la manga puedo comer unos cuantos Kisses Hersheys y sentir la misma sensación de lleno que cuando me comía una barra de .5 kg. Es la mejor inversión que puedes hacer para ti mismo porque te da calidad de vida, y no puedes ponerle un precio a eso. El dinero que he ahorrado ahora en comida lo puedo gastar en comprarme jeans skinny y bikinis, y el espejo de los vestidores sencillamente me ama. Esa hermosa mujer en el espejo me sonríe cada vez que me pruebo algo, y estoy tan emocionada de tener en mi closet ropa con la misma talla. Muchas gracias, Dr. Álvarez, por tanto apoyo en estos últimos años y por haberte convertido no sólo en mi doctor sino también en mi amigo...

Susan

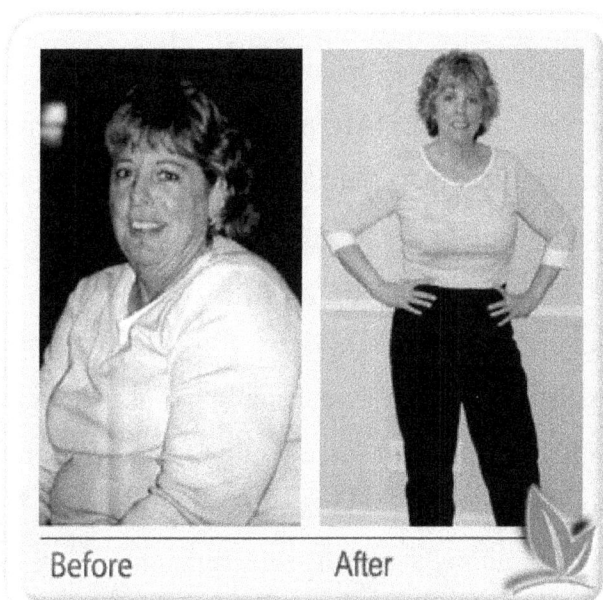

Before   After

He tenido sobrepeso la mayor parte de mi vida; he bajado y subido muchos kilos en mi búsqueda por estar delgada. Esto nunca se salió tanto de control como el día en que vi las fotos de mi cumpleaños. Estábamos en marzo de 2005. Cuando mi compañera de trabajo me envió las fotos que me había tomado ese día, sencillamente me puse a llorar. Pensé que me veía "normal", pero ni siquiera podía reconocerme. "¿Qué me pasó?" fue lo único que me pude preguntar.

En ese momento empezó mi búsqueda para una solución. Conocía a una mujer que se había puesto la banda gástrica, y después de platicar con ella y ver su transformación, pensé que tal vez ése sería mi camino para tener éxito con la pérdida de peso.

En Estados Unidos, mi seguro no cubría el procedimiento, ya que mi IMC no estaba dentro de los parámetros establecidos. Incluso fui a ver a un doctor que me dijo que subiera otros 35 kg y después regresara a verlo. "¿Está loco?", me pregunté. Así que, en mayo del 2005, volé sola a Monterrey, México, y me sometí a la cirugía de banda gástrica Lap-Band®. Por supuesto, me reproché por lo que había hecho y por el lugar. La banda no fue todo lo que yo esperaba. Después de un año me sentía frustrada. Incluso tuve que salir de la ciudad para encontrar a alguien que quisiera hacerme los ajustes. En una ocasión me fui a México. La parte más triste y frustrante de todo es que, habiendo hecho todo lo que debía hacer, sólo bajé 16 kilos, tuve una infección en el puerto, que me dejó en estado muy delicado, y finalmente tuve que quitármela. Sin embargo, eso fue lo mejor que pudo haberme pasado. En el proceso de mi recuperación del procedimiento y en lo que subí los 16 kilos que tanto me había costado bajar, me hice la manga gástrica. El resto es historia. Mi recuperación fue sumamente fácil. Bajé 32 kilos en 8-9 meses, nunca tuve ningún problema, y definitivamente ha sido lo mejor que me ha pasado. En septiembre del 2012 será mi 6º aniversario, y ha sido una experiencia increíble. Sé que he ganado la batalla contra la obesidad; he descubierto que realmente me gusta a quién veo en el espejo, y no cambiaría nada... bueno, a excepción de haberme puesto la banda inicialmente. Lo más increíble de todo esto es que ahora tengo el privilegio de trabajar para este talentoso cirujano, a quien realmente le importa su trabajo y lo disfruta. Ayudar a sus semejantes es su pasión, y se nota. He conocido a infinidad de pacientes que emprenden su propio viaje, y estaré por siempre agradecida.

Amy

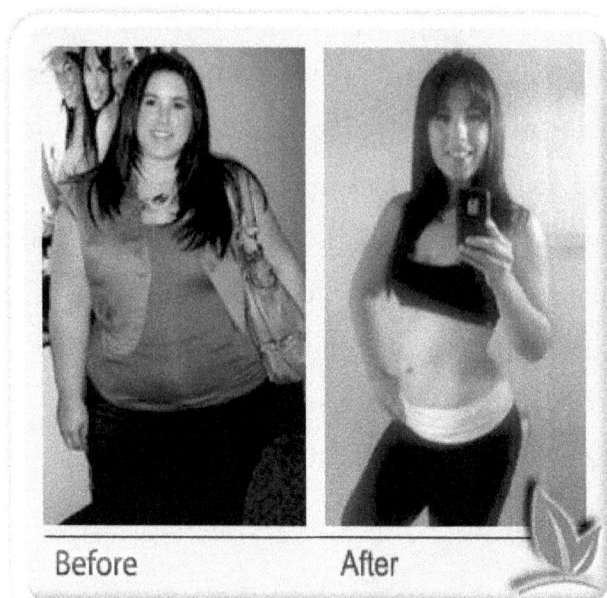

Before   After

Nunca tuve problemas con mi peso hasta que llegó mi primer bebé y me convertí en ama de casa. Mi nivel de actividad bajó, y con él mi disciplina en el ejercicio y mi dieta. Intenté de todo, incluyendo dietas, pastillas, etc. Sin embargo, siempre era temporal: regresaba a mi peso original o terminaba con más. Todas esas dietas "yoyo" me hicieron llegar a un peso de hasta 107 kg. Cuando estuve tan pesada que mi espalda y mis pies me dolían constantemente y me sentía ya harta y cansada de las dietas sin éxito y de mi sufrimiento, empecé a buscar soluciones mejores y mas drásticas. Di entonces con un foro en línea en el que algunos pacientes hablaban de sus experiencias con cirugías para bajar de peso.

Investigué todos los procedimientos para bajar de peso, y decidí que la manga gástrica era la mejor opción para mí. Empecé a hacer preguntas en los foros y me hice muy amiga de pacientes que ya se habían sometido al procedimiento con el Dr. Álvarez.

Nos tomó un tiempo a mí y a mi familia ajustarnos a la idea de viajar a México. Sin embargo, después de un año de investigar sobre el tema y de hablar con el Dr. Álvarez y algunos de sus pacientes también, me sentí con la confianza suficiente respecto del procedimiento y del doctor.

La coordinadora del Dr. Álvarez, Susan, quien también es paciente suya, estuvo a mi lado ayudándome paso por paso, con la información que necesitaba y resolviendo mis dudas, lo que me hizo sentir más segura aún y emocionada por lo que estaba a punto de hacer.

Cuando conocí al Dr. Álvarez me sentí tranquila y

cómoda; sabía que estaría en buenas manos. Se tomó su tiempo para contestar todas mis preguntas, y fue completamente honesto. Nunca me sentí perdida o dudosa. Tanto el Dr. Álvarez como Susan me fueron preparando durante todo el proceso; por tanto, sabía muy bien cómo era cada fase.

Ahora me siento feliz de escribir que han pasado 5 años desde entonces, y he bajado un total de 45-50 kilos. Me siento y me veo como una mujer nueva. Estoy muy agradecida por la manga gástrica del Dr. Álvarez y su increíble equipo.

Lo mejor de todo esto es que sigo en contacto con el Dr. Álvarez y con Susan, e incluso pienso regresar pronto para quitarme la vesícula biliar con el mejor cirujano que conozco: el Dr. Álvarez

Kathryn

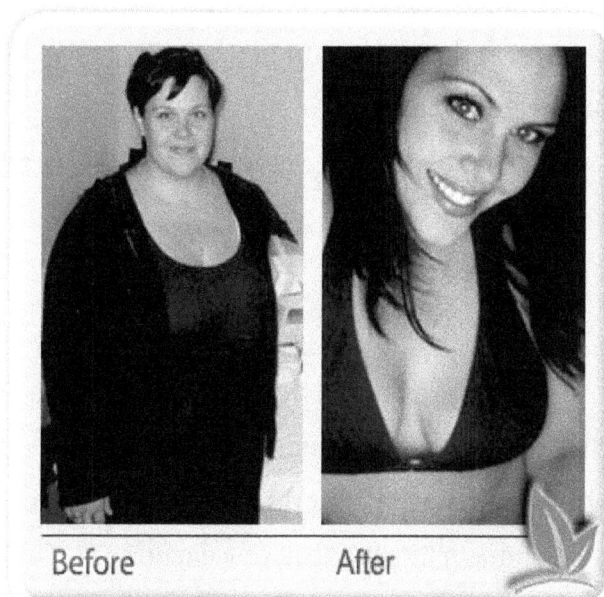

Before | After

Mi batalla psicológica con la obesidad comenzó en mi niñez. Siempre fui una niña flaquita de rodillas huesudas; esto fue principalmente porque pasaba mucho tiempo sin comer, y con mucha hambre. Fui criada por una madre soltera con siete hijos, que era muy orgullosa como para aceptar ayuda. Muchas veces compartíamos una hamburguesa entre los ocho. Me decían que no comiera mucho, que le diera una mordida y la pasara al que seguía. Algunas veces la única comida al día que hacíamos provenía del albergue local. Un Día de Gracias dieron cajas de comida; Fue uno de los años en los que no teníamos donde vivir. Nos guarecíamos en una tienda de campaña, y el albergue no tenía manera de saber que no teníamos manera de cocinar un pavo crudo. Conforme fui creciendo aprendí a pedir comida: las papas fritas que ya no se iban a comer mis amigos de la prepa; un trago del refresco que estaban tomando o la mitad de su chocolate.

Mi primer trabajo, a los 15 años, fue en una tienda de regalos en un casino de Las Vegas. Tenía acceso a comida, así que cuando tenía hambre me tomaba todo el refresco que podía, así como dulces y carne seca. De vez en cuando, por desesperación, agarraba 5 dólares de la caja registradora para comprar un sándwich o algo más sustancioso. Tenía la esperanza de poder pagarlo con mi próximo cheque. La vida fue un poco más fácil cuando empecé a llevarle dinero a mi mamá para comprar comida. Rápidamente comprendí que tener dinero era la manera de no tener hambre. Pronto me casé, tuve un bebé y entré a la universidad para tener un título (sí, lo hice en ese orden). A los 20 años, tuve mi propia casa y había hecho de mi vida algo maravilloso para mí. Entre más feliz me sentía, más peso ganaba. Para mí, la felicidad significaba poder comer lo que quisiera, cuando quisiera. Comía para recompensarme después de un largo día de trabajo, para lidiar con el estrés de ser madre, o sencillamente porque PODÍA. Un día, mi esposo, mis hijos y yo estábamos de vacaciones en un parque en California. Me dolían las rodillas, me faltaba el aire, y tenía miedo de no caber en el siguiente juego. Tenía 27 años, medía 1.60 m, pesaba 105 kg, era talla 22, y sé que habría disfrutado más el día si lo hubiéramos pasado sentados en un restaurant comiendo todo el día. Tenía que hacer algo. No podía seguir usando la comida como recompensa. Me estaba matando y, en realidad, quitándome la oportunidad de vivir y disfrutar lo que tanto trabajo me había costado. Esa noche empecé a buscar en internet una manera de ayudarme. Di con el sitio obesityhelp.com. Durante horas leí historias y lloré al ver fotos de testimonios de antes y después. Un nombre seguía apareciendo y apareciendo: Dr. Guillermo Álvarez. Leí todo sobre él y el procedimiento de la manga gástrica que practicaba. Vi las increíbles transformaciones de sus pacientes, y lo quise para mí misma. Vi la felicidad que este doctor y su equipo médico estaban brindándoles a tantas personas, y después de investigar un par de semanas no tuve duda. Hablé con Susan; rápidamente ella arregló todo para encaminarme en el proceso de cambio de vida. El 15 de mayo del 2008, estaba en un quirófano mexicano con un cirujano altamente capacitado, que me hizo el procedimiento de la manga gástrica. Eso fue ya hace cuatro años y medio, y es increíble ver el éxito que tuve.

Tengo ahora 31 años. Peso 55 kg, y soy orgullosamente talla 4. A menos que yo lo diga, nadie tiene idea de que pasé por un procedimiento quirúrgico para bajar de peso (incluso después de decirlo algunas personas no pueden creerlo). No tengo más problemas con la comida. El Dr. Álvarez me ha dado un regalo maravilloso que no sólo significó calidad de vida, sino que más años por vivir, porque estoy saludable. Hay pocas palabras para describir la esperanza que el Dr. Álvarez y su equipo le dan a la gente con este procedimiento. La mejor manera de describirlo es que él te trae de regreso tu vida. Le agradezco por esto todos los días.

John

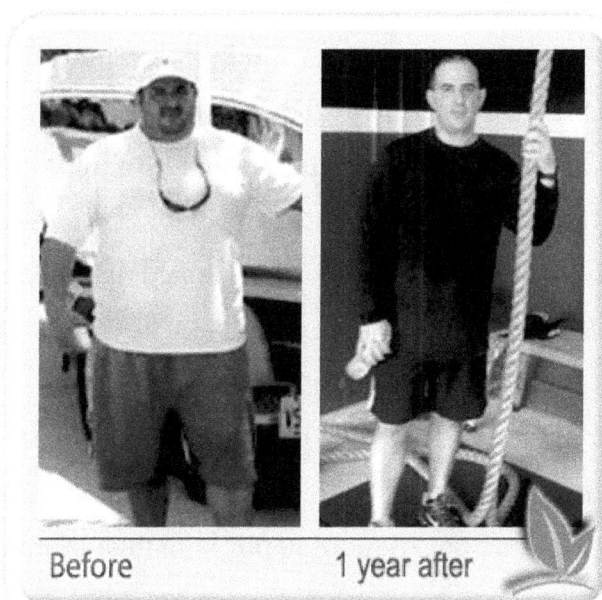

Before   1 year after

Bueno, ¿qué puedo decir sobre la manga gástrica? Ha sido, por mucho, la mejor decisión que he tomado. Verdaderamente ha cambiado mi vida de manera muy positiva. De niño, siempre estuve en forma, nunca fui un niño con sobrepeso. Siempre sobresalí en los deportes y competía en karate la mayor parte del tiempo, desde los 4 años y hasta que tuve 29. Después de haber bajado el ritmo de actividad física, de casarme, de tener hijos y de criarlos, la vida rutinaria hizo que fuera subiendo poco a poco de peso, entre 4 y 7 kilos por año. Después de 6-8 años con ese ritmo, terminé muy pesado y poco saludable, incómodo conmigo mismo por mucho tiempo. Entre más grande me ponía, más ansiedad de comer carbohidratos sentía, y peores hábitos alimentarios tenía. Como si fuera poco, el peso no sólo empeoró mi salud, sino que vino acompañado de depresión y tristeza por la falta de satisfacción y baja. Hice las dietas "yoyo" por años; algunas funcionaron mejor que otras, pero el resultado siempre fue el mismo: al final, terminaba dejando las dietas y subiendo lo que había bajado, incluso subía un poco más. Antes de cumplir los 40 años, decidí investigar opciones de cirugía para bajar de peso. En internet me adentré en el tema de los procedimientos actuales. Terminé decidiéndome por la manga gástrica, el más seguro y con los resultados más exitosos Encontré que el Dr. Álvarez es una de las autoridades líderes en el mundo, con la mayor cantidad de casos realizados. Me sentí lo suficientemente tranquilo para viajar a México y ser tratado por él. Fue verdaderamente una experiencia increíble. Sin duda alguna, el doctor más cortés, profesional y con mejor trato médico-paciente que haya conocido. Realmente sentía como si fuera un amigo de toda la vida que estaba cuidándome y viendo por mi salud. Fue una cirugía sin dolor desde el primer día, realmente una bendición. Después de haber bajado 100 kilos en 9 meses, el cambio era absolutamente notable. Gracias al Dr. Álvarez y a todo su equipo, he recuperado lo que creía perdido hace mucho tiempo: la salud, el nivel intenso de entrenamiento, el deseo de vivir, la vitalidad en todas las áreas, la autoestima y, mucho más importante, la calidad de vida que me permitirá vivir muchos más años de manera más saludable. Mis hábitos alimentarios son mucho mejores y estoy más consciente de la situación. Mi apetito ha permanecido estable y racional. Mi vida ha cambiado increíblemente; lo mismo se puede decir de quienes me rodean. Bajé de 135 a 85 kg en menos de un año y mantengo mi peso sin tener que hacer ningún sacrificio, aunque, si entreno intensamente varias veces a la semana, me mantengo en forma. Mi vida era lenta y pasaba ante mis ojos, ahora es buena otra vez.

Gracias, Dr. Álvarez. Eres realmente una persona ¡que cambia vidas!

Betsy

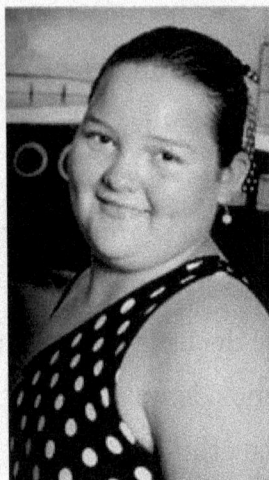
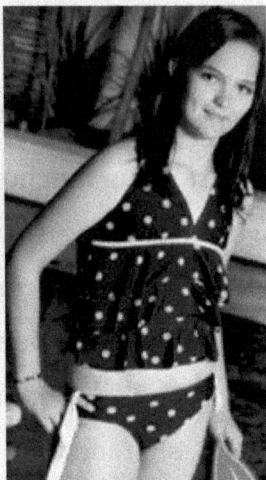

Before   After

Tuve problemas con sobrepeso desde que era bebé, pero fue a los 11 años, después de muchas dietas, nutriólogos y psicólogos, que les pedí a mis papás que me ayudaran a buscar otra opción para mi sobrepeso. Sabía de las cirugías porque mi tío (Dr. Álvarez) se dedica a eso. Entonces les dije a mis papás que eso era lo que yo quería. Quería con todas mis fuerzas ser delgada como mis amigas; verme y sentirme bien. Como parte del proceso, mis papás me llevaron con una psicóloga, para saber si yo estaba preparada psicológicamente para el cambio que implicaría, y ella les dijo que creía que era una muy buena opción para mi, que estaba mentalmente lista para el proceso y que de hecho sería de gran ayuda para mejorar mi autoestima, crecer más segura de mí misma. Cuando desperté después de la cirugía, recuerdo haber sentido un poco de dolor de estómago. Mi tío me explicó que es por el gas que utilizan durante la cirugía. Me dieron medicamento y se me quitó. Recuerdo que al siguiente día me sentía bien, sin dolor, y me podía bajar de la cama y caminar sin ayuda. Me quedé una noche en el hospital, y al segundo día mi tío me dejó ir a casa. Tuve que hacer una dieta especial por 3 semanas. No fue fácil, pero no tenía hambre, y eso ayudó mucho. Cuando la tercera semana pasó, empecé a comer poquito. Todo tipo de comida, pero en pequeñas cantidades. Hay algunas cosas que ya casi no consumo, como el refresco. No me gusta como se siente cuando lo tomo; prefiero agua. Mi foto de "después" fue a los 9 meses de la cirugía. Ya había alcanzado mi peso ideal. Me siento superbién. Ahora me gusta hacer muchas cosas que antes no disfrutaba, como ir de compras. Me siento bonita ahora y me gusta que me vean. Estoy en clases de danza y de natación. Creo que la cirugía es muy buena opción para personas de mi edad, porque te hace verte y sentirte bien, lo cual es muy importante. Me siento muy feliz de haberlo hecho por fin. Me cambió la vida.

Para más información acerca de

Endobariatric y del Dr. Alvarez visite

www.endobariatric.mx

www.ingramcontent.com/pod-product-compliance
Lightning Source LLC
Chambersburg PA
CBHW070805100426
42742CB00012B/2260